6

Beherrscht Ihr Hund die wichtigsten Signale SITZ, PLATZ, KOMM, BLEIB?

Kleine Erziehungs-Grundschule in Kapitel 7

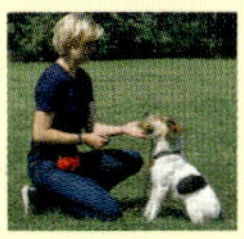

7

Joggen, Radeln oder Wandern Sie gemeinsam?

Tipps zu Sport und Spaß in Kapitel 8

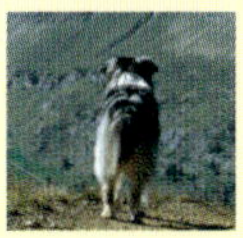

8

Trainieren Sie regelmäßig die grauen Zellen Ihres Vierbeiners?

Start ins Köpfchen-Training mit Kapitel 9

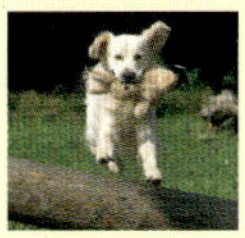

9

Planen Sie genug Spielzeit ein?

Spielideen gibt es in Kapitel 10

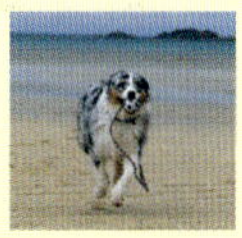

10

Verstehen Sie die Körpersprache Ihres Hundes?

Sprachschule für Hund und Mensch in Kapitel 11

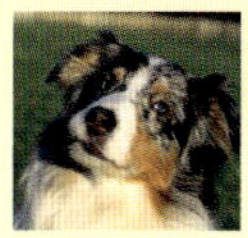

Beobachten Sie Ihren Hund in allen Alltagssituationen. So finden Sie rasch heraus, was ihn glücklich macht. Bereichern Sie das Leben Ihre Hundes durch die passenden Wohlfühl-Momente – er wird es Ihnen durch ein entspannteres Zusammenleben danken.

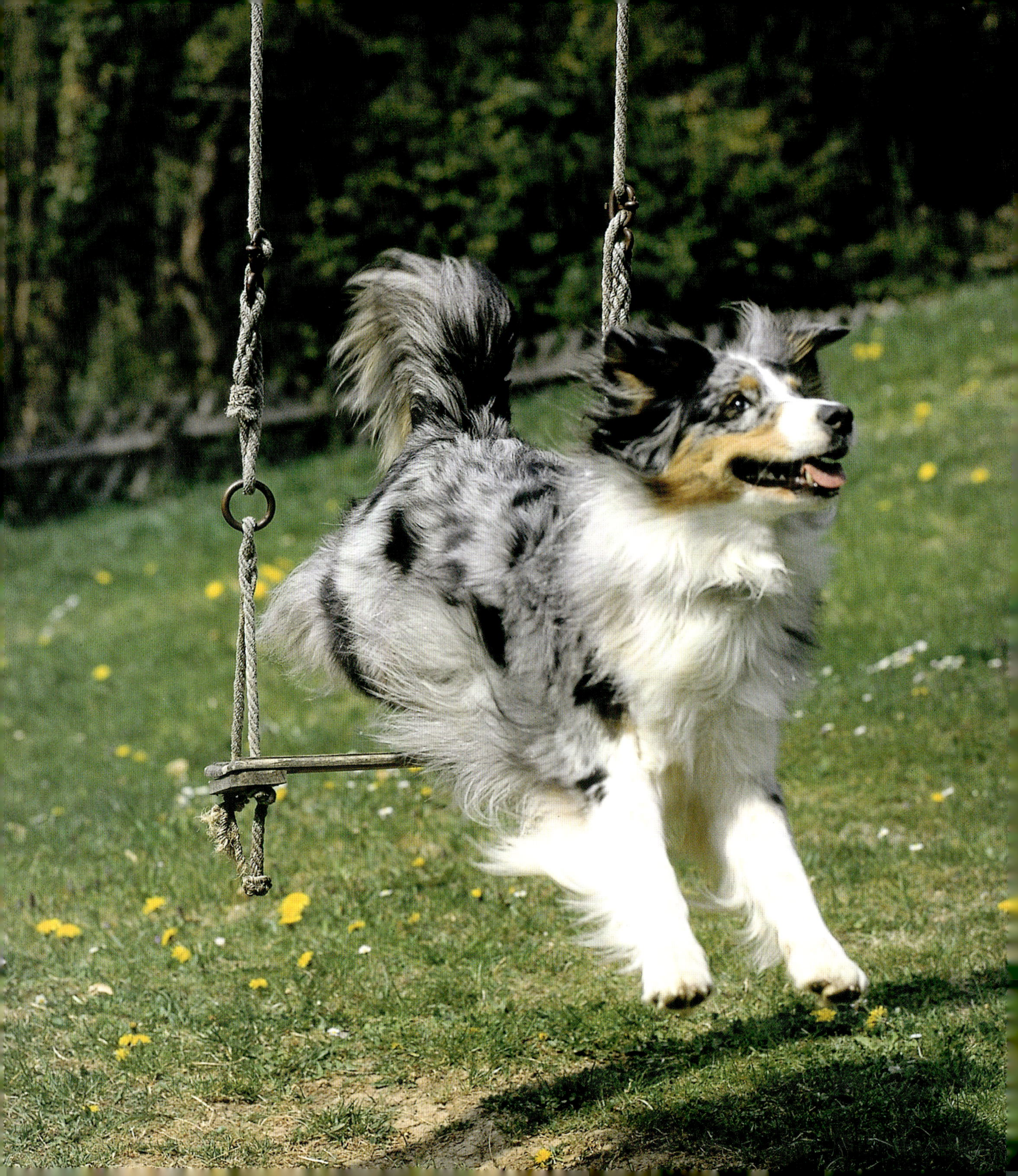

Nadja Kneissler

Glücklicher Hund!

Das 10-Punkte-Programm für Gesundheit und Wohlbefinden

mit vielen Tipps zu Spiel, Spaß und Sport

Ulmer

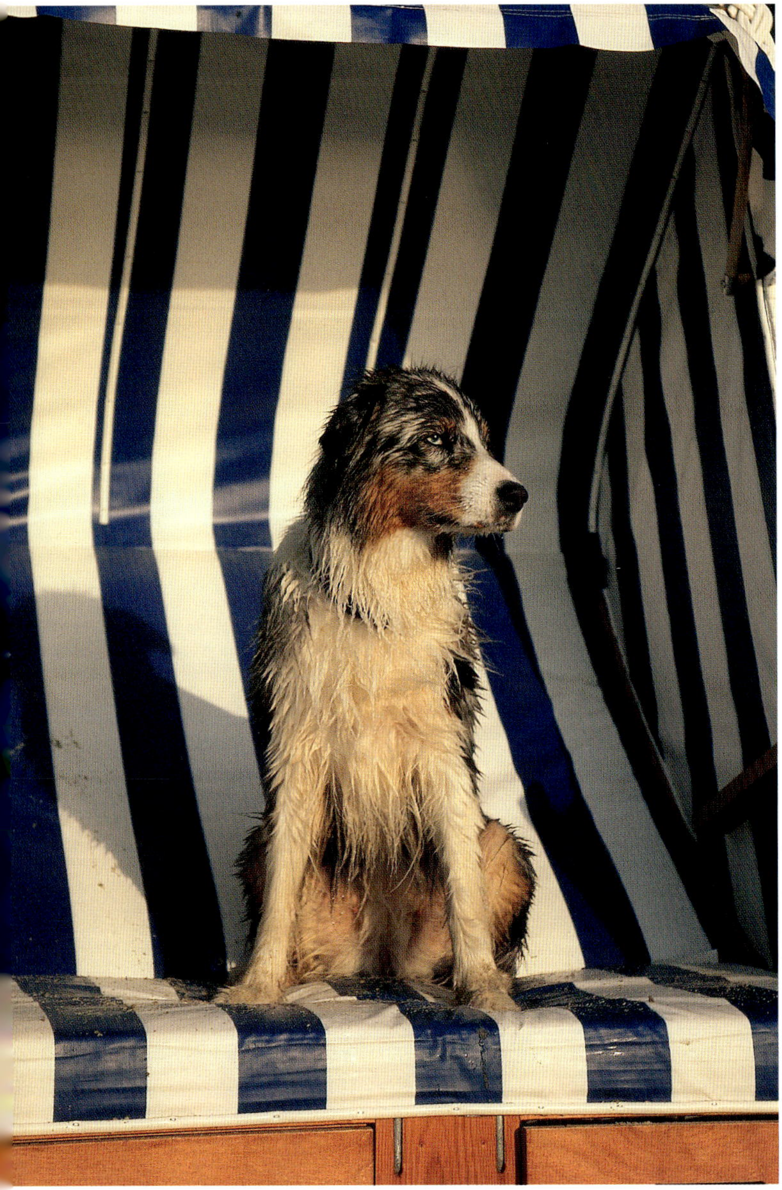

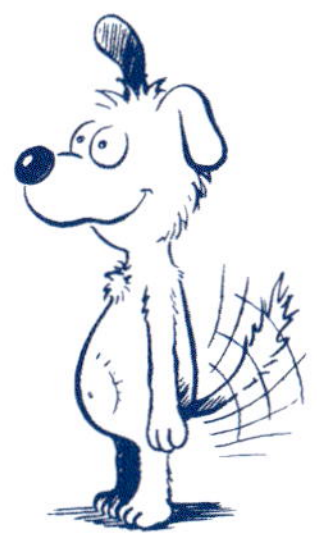

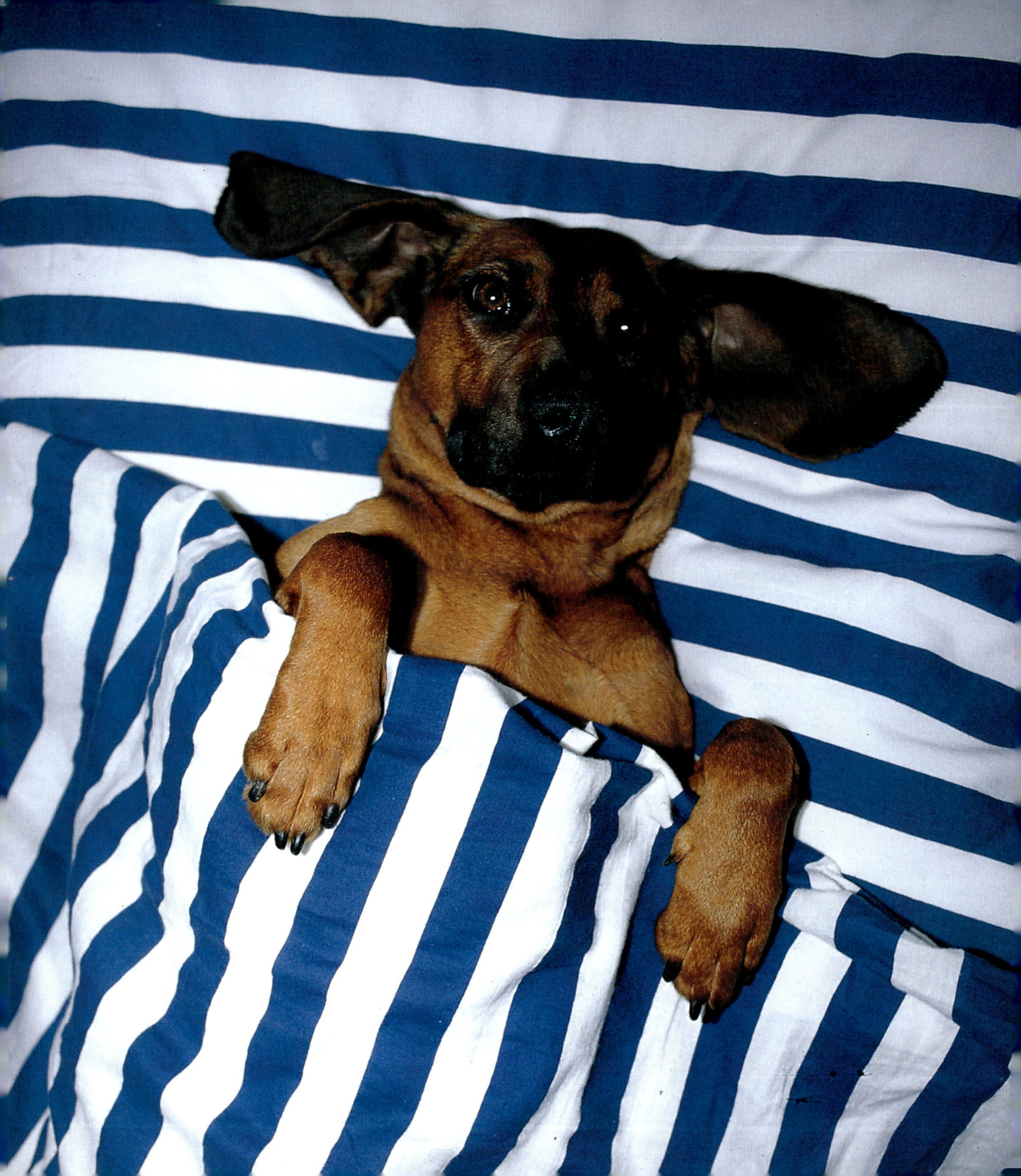

1 Wann fühlt ein Hund sich wohl?

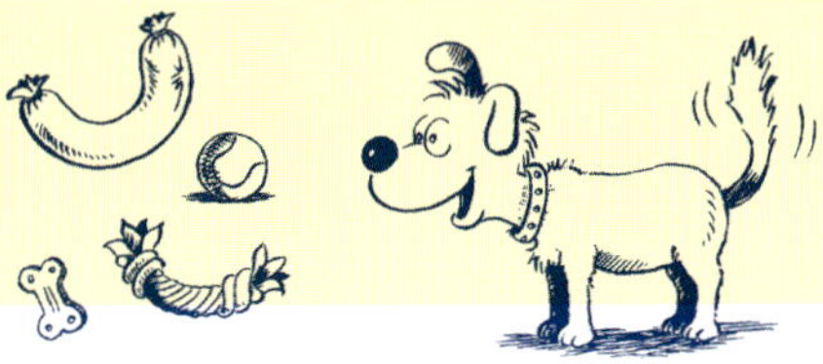

Bestimmt wissen Sie, was sich hinter dem Begriff „Wellness“ verbirgt: Das englische Wort Wellness bedeutet „Wohlfühlen“, und wer in ein Wellness-Hotel eincheckt, der wird rundherum verwöhnt. Es gibt Badelandschaften mit aromatischen Badeessenzen, Sauna und Dampfbad entschlacken den Körper durch Schwitzkuren, wohltuende Massagen lockern die Muskulatur und entspannen, Gesichts- und Körpermasken verschönern die Haut.

Sanfte Musik und Meditationstechniken lassen Sie die Alltagssorgen vergessen und sorgen für psychisches Wohlbefinden. Vollwertige, gut zubereitete Speisen bewirken, dass Sie sich auch körperlich fit und wohl fühlen. Ausreichend Schlaf und viel Bewegung geben Ihnen ein gutes Körpergefühl. Nach einem Wochenende im Wellness-Hotel fühlen Sie sich total erholt und entspannt und Sie sind wieder bereit, dem Alltag mit all seinen Höhen und Tiefen gelassen entgegenzusehen.

Das 10-Punkte-Programm

Sie selbst sind glücklich und entspannt nach einem Wellness-Wochenende. Aber wie können Sie Ihren Hund glücklich machen? Keine Sorge – damit Ihr Hund sich wohl fühlt, braucht er weder Aromabäder noch Gesichtsmasken. Er hat etwas andere Bedürfnisse – auch wenn sie eigentlich gar nicht so ganz verschieden sind von unseren Wellness-Vorstellungen.

Wohl fühlen, schlafen, fressen

Dem Hund geht es – genau wie uns Menschen – gut, wenn er sich körperlich wohl fühlt. Dazu braucht auch ein Hund die **passende Umgebung** (siehe Kapitel 2), ausreichend **Schlaf** und **Ruhephasen** (siehe Kapitel 3) sowie **gesunde Nahrung** (siehe Kapitel 4). Finden Sie in diesen Kapiteln heraus, was Ihr vierbeiniger Liebling braucht und gerne mag!

Gesundheit und Pflege

Ein glänzendes Fell, strahlende Augen, gute Ohren und auch ansonsten rundherum gesund – das sind ebenfalls wichtige Voraussetzungen, damit Ihr Hund glücklich ist. Wie Sie dafür sorgen, erfahren Sie in den Kapiteln 5 und 6.

Erziehung

Nur mit einer guten Erziehung können Sie Ihren Hund oft ohne Leine seine Freiheit genießen lassen und ihn überall mitnehmen – vom Einkaufen bis zum Urlaub. Sorgen Sie also für diese wichtige Basis, um Ihren Hund zu einem angenehmen, ausgeglichenen und überall akzeptierten Begleiter zu machen. Wenn er bei Ihnen sein kann, ist er mit Sicherheit glücklicher als allein zu Hause (Kapitel 7).

Sport, Spaß und Spiel

Es reicht nicht, wenn Sie mit Ihrem Vierbeiner jeden Tag die gleiche Runde spazieren gehen und ihm dann seine gut gefüllte Futterschüssel hinstellen. Um Muskulatur und Psyche des Hundes gesund zu erhalten, braucht er **abwechslungsreiche Bewegung**: Spaziergänge, Spiele, Sport, Schwimmen – und das immer mal wieder in einer neuen Umgebung (siehe Kapitel 8). Und wenn Sie sein **Hunde-Gehirn** aktiv halten wollen, gibt es dafür jede Menge Möglichkeiten: Sie können das über das Erlernen von Signalen, Suchspiele und lustige Intelligenz-Tests erreichen (siehe Kapitel 9). Dabei sind Ihrer Phantasie keine Grenzen gesetzt, und Sie können sich für Ihren Vierbeiner immer wieder neue Tricks und Spaßübungen ausdenken.

Für diesen Mischling zählt ein sommerliches Schlammbad eindeutig zu den Highlights seines Wohlfühlprogramms!

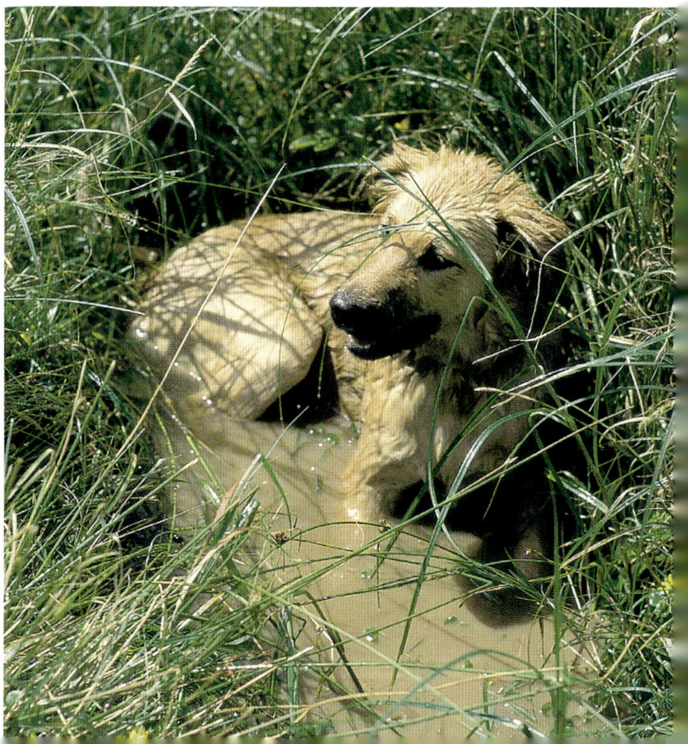

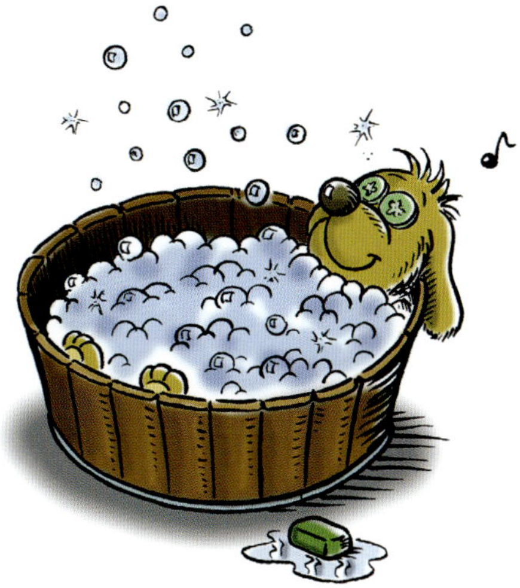

„Wellness? Eigentlich bevorzuge ich das Wälzen auf einer toten Maus. Danach riecht mein Fell immer so gut! Aber ein Bad ist auch o.k.“

Kontakt und Verständnis

Für sein seelisches Wohlbefinden kommt dann noch der ganz wichtige Punkt **Sozialkontakt** dazu: Ihr Hund braucht viel, viel Kontakt mit Ihnen und mit anderen Menschen, und er braucht auch unbedingt Kontakt zu anderen Hunden, damit er sich wohl fühlt. Wenn Sie die Chance haben, gehen Sie mal in einen Nationalpark oder Wildpark mit Wölfen und nehmen Sie sich einen Tag Zeit, zu beobachten, wie viele Kontakte die Wölfe untereinander haben. Bei diesen Urahnen unserer Hunde zeigt sich die Bedeutung von Sozialkontakten ganz deutlich. Viele unglückliche Momente im Leben eines Hundes sind auf **Missverständnisse** zwischen Hund und Mensch zurückzuführen: Der Hund versteht nicht, was sein Mensch mit all diesen Worten von ihm will – oder der Mensch versteht nicht, was sein Hund ihm per Körpersprache ganz deutlich mitteilt. Deshalb lernen Sie in Kapitel 11, wie Sie Ihren Hund besser verstehen – und wie Sie ihm Ihre Wünsche verständlich machen.

Vertrauen

Im Hundesportverein gibt es viele Möglichkeiten, gemeinsam mit dem Hund aktiv zu werden. Das fördert die **Vertrauensbasis** und das Verständnis füreinander enorm! Lesen Sie in Kapitel 12, welche Möglichkeiten die Vereine anbieten.

Das 10-Punkte-Programm für Gesundheit und Wohlbefinden

In der folgenden Checkliste sind die Punkte zusammengefasst, die bei jedem Hund dafür sorgen, dass er sich wohlfühlt und zufrieden ist:

1. Eine hundegerechte Umgebung
2. Ruhephasen und Ruheräume
3. Gutes, gesundes Futter
4. Gepflegtes Fell und geschmeidige Muskeln
5. Gesundheit
6. Bewegung, Spiel und Spaß
7. Köpfchen-Training
8. Kontakt zu anderen Hunden
9. Kontakt zu Menschen
10. Verständnis und Vertrauen

In den folgenden Kapiteln erfahren Sie, wie Sie das 10-Punkte-Programm – passend zum Charakter Ihres Vierbeiners – umsetzen können. Ganz wichtig dabei: Jeder Hund hat eine ganz eigene Persönlichkeit. Beobachten Sie Ihren Vierbeiner genau und schreiben Sie mal auf, wobei er sich Ihrer Meinung nach so richtig wohlfühlt! Machen Sie Ihre eigene Checkliste …

2 Leben: Das Wohlfühl-Ambiente

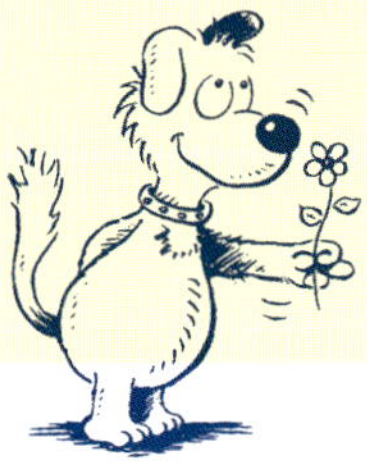

Menschen haben ganz unterschiedliche Vorstellungen davon, wo sie sich am wohlsten fühlen: Manche lieben die kleine Stadtwohnung mitten im Kneipenviertel, wo Kinos und Restaurants zu Fuß erreichbar sind und der Stadtbummel vor der Haustür beginnt, mitten im pulsierenden Leben. Andere wieder leben gerne in einem ruhigen Vorort oder auf dem Lande, genießen dort die Stille und eine großzügige Wohnumgebung im Grünen. Welcher Typ sind Sie? Und welcher Hund passt dann zu Ihnen? Klären Sie das am besten über die folgende Checkliste.

Auch Hunde haben ganz verschiedene Ansprüche an das Wohlfühl-Ambiente – je nach Rasse, Größe und Herkunft.

Schoßhunde und kleine Begleithunde

Schoßhunde wie Chihuahua oder Pekingesen und **kleine Begleithunde** wie West Highland White Terrier, Malteser, aber auch viele kleine Mischlingshunde kommen gut mit dem Leben in der Großstadtwohnung zurecht – vorausgesetzt, Sie erfüllen trotz dieser aus Hundesicht nicht ganz idealen Wohnsituation die Bedürfnisse der Hunde nach Bewegung, sozialen Kontakten, Spiel und Spaß.

Wohlfühl-Regel 1: Hunde, die in der **Großstadt** leben sollen, müssen unbedingt schon als **Welpen in der Sozialisierungsphase** (zwischen 8. und 16. Lebenswoche) mit der Großstadt vertraut gemacht werden!

Checkliste: Wohlfühl-Ambiente für Hund und Besitzer

Hunderassen	Lebensweise der Besitzer					Hobbys der Besitzer				
	Sie leben in einer Wohnung mitten in der Großstadt und verbringen dort auch gerne Ihre Freizeit	Sie leben im Vorort einer Großstadt/ in einer Kleinstadt und gehen gerne ins Grüne	Sie leben in einem Haus mit Garten im Dorf/ auf dem Lande und verbringen viel Zeit in der Natur	Sie haben einen Bauernhof	Sie haben Kinder	Sie haben Pferde und reiten viel im Gelände	Sie treiben oft Sport im Freien (Joggen, Skaten, Radfahren, Schwimmen)	Sie sind Jäger	Sie gehen im Urlaub gerne Wandern/ Campen	Sie machen am liebsten Städtereisen und Fernreisen
Schoßhunde, z. B. Chihuahua, Pekingese	×	×			×					×
Kleine Begleithunde, z. B. Malteser, Zwergpudel, West Highland White Terrier	×	×	×		×				(×)	×
Jagdhunde, z. B. Dackel, Beagle, Vorstehhunde, Bracken, Setter, Retriever		×	×	×	×		×	×	×	
Hütehunde, z. B. Border Collie, Australian Shepherd, Collie		(×)	×	×	(×)	×	×		×	
Herdenschutzhunde, z. B. Maremmano, Pyrenäen-Berghund			×	×					(×)	
Schutzhunde, z. B. Deutscher Schäferhund, Dobermann, Rottweiler		×	×	×	(×)		×		×	
Hof- und Wachhunde, z. B. Berner Sennenhund, Hovawart			×	×	×	(×)	×		×	
Windhunde, z. B. Saluki, Afghane, Barsoi, Whippet		×	×	×	×		×			
Nordische Hunde, z. B. Siberian Husky, Malamute, Elchhund			×	×	×		×		×	

(×) teilweise geeignet, je nach Rasse und Charakter des Hundes

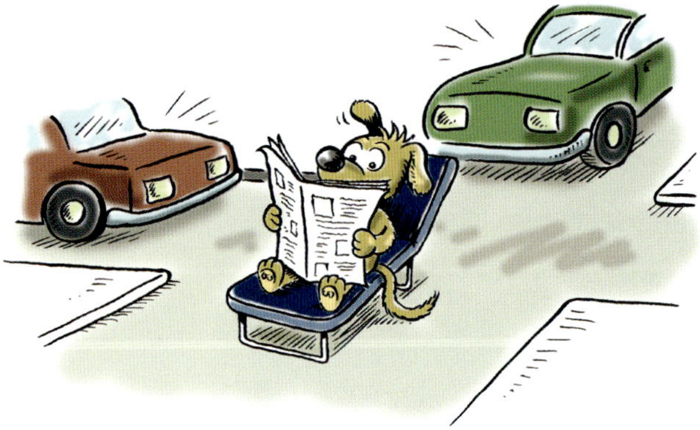

„Gut, dass meine Menschen mich schon als Hundekind an den Stadtlärm gewöhnt haben!“

Sie müssen den Verkehrslärm, die U-Bahn, den Bus, den Markt, die Fußgängerzone, das Kaufhaus und die Kneipe kennenlernen, bei Tag und bei Nacht in der Stadt unterwegs sein und sich an all die Geräusche und Begegnungen mit kreischenden Teenagern, Betrunkenen, hektischen Geschäftsleuten, Skateboardfahrern, Menschen im Rollstuhl und Menschen mit anderer Hautfarbe gewöhnen. Was ein Hund in dieser Zeit kennenlernt und später regelmäßig wieder erlebt, speichert er als „vertraut“ ab. Nur dann kann er stressfrei in der Stadt leben. Um den jungen Hund nicht zu überfordern, sollten Sie aber all diese Konfrontationen wohldosiert verabreichen: Üben Sie nicht alles an einem Tag, sondern entdecken Sie in **kleinen Erlebnisspaziergängen** gemeinsam immer wieder neue Dinge.

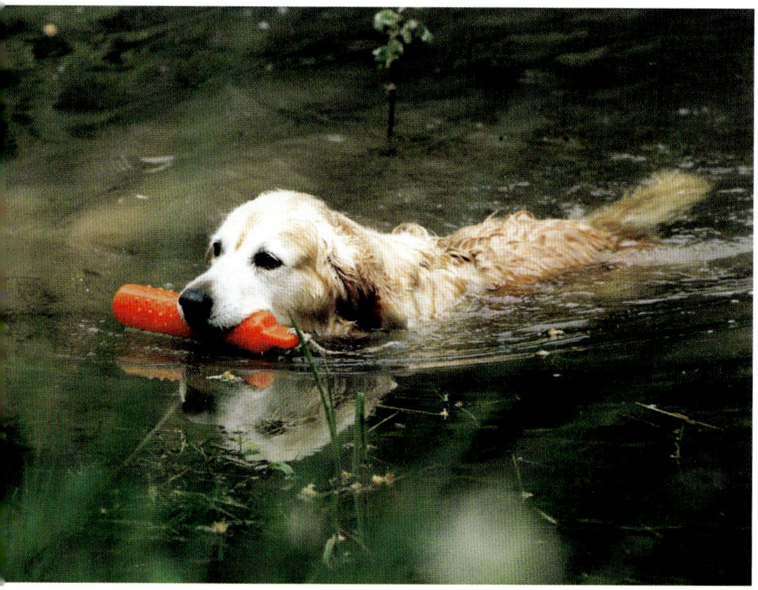

Apportieren ist ein artgerechter Sport für Golden Retriever, denn dafür wurden sie gezüchtet: Sie sollen erjagte Fasanen oder Enten zum Jäger bringen.

Jagdhunde

Jagdhunde wie Bracken oder Vorstehhunde haben in ihrem natürlichen Verhaltensrepertoire einen ausgeprägten **Jagdtrieb**. Sie brauchen eine konsequente Erziehung, damit sie trotzdem frei laufen können. Vor allem die größeren Rassen brauchen viel Bewegung im Freien. Am schönsten ist es für Jagdhunde, wenn sie auch zur Jagd eingesetzt werden. Bei den Retrievern ist das Apportieren stärker ausgeprägt als das Jagen.

Wohlfühl-Regel 2: Jagdhunde sind eigentlich Arbeitshunde und brauchen entsprechende **Aufgaben**, die möglichst dieser Arbeit ähneln sollten. Es gibt im Hundesport einige Sportarten, die sich gut für Jagdhunde eignen, beispielsweise Obedience (ein Gehorsamstraining), Flyball für die leichteren Rassen, für die Retriever-Arten auch Dummy-Training oder Fährtenarbeit und Rettungshundeausbildung. Bei entsprechender Beschäftigung fühlen sie sich als Familienhunde auch im Randbereich von Städten und auf dem Land sehr wohl.

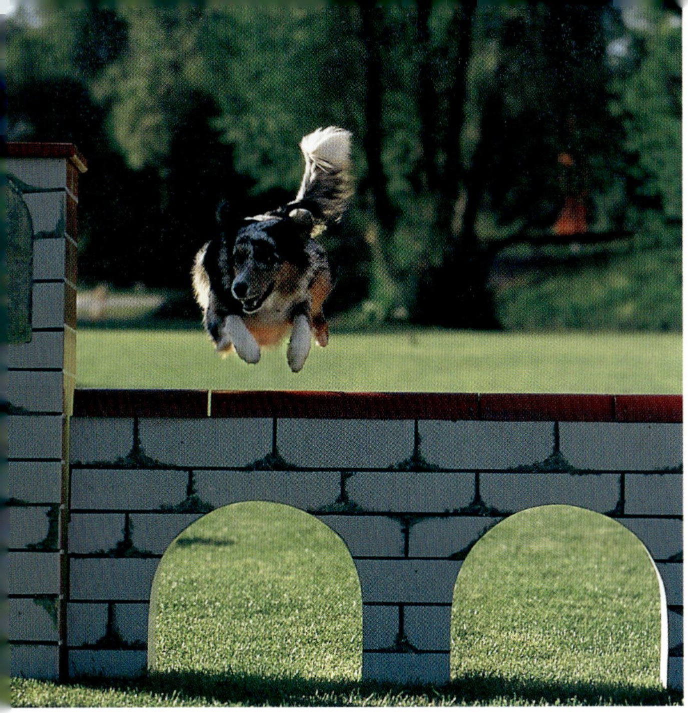

Hütehunde brauchen eine Menge Aufgaben im Leben, wenn sie keine Schafe hüten dürfen. Agility ist eine prima Sportart, bei der sie ihre schnelle Auffassungsgabe, ihren Arbeitseifer und ihre Wendigkeit erfolgreich einsetzen können.

Hütehunde

Hütehunde und **Treibhunde** wie Border Collies, Australian Shepherds oder Australian Cattle Dogs sind ebenfalls **Arbeitshunde** und brauchen unbedingt Aufgaben. Am besten ist es natürlich, wenn sie Schafe, Gänse oder Rinder hüten können – dafür sind sie schließlich gezüchtet worden. Wer ihnen das nicht bieten kann, sollte genau überlegen, ob er alle Wohlfühl-Faktoren für die Haltung eines Hütehundes bieten kann: **intensive Beschäftigung** durch Hundesport wie Agility oder Obedience, viel **Auslauf**, viel gemeinsame Zeit mit dem Hund verbringen, denn diese Hunde sind sehr menschenbezogen und leiden bei langen Phasen des Alleinseins besonders. Sie lernen leicht und schnell, aber sie wollen auch immer wieder alles anwenden, was sie gelernt haben. Eine Wohnung am Stadtrand oder ein Haus mit Garten in ländlicher Umgebung sind bei ausreichender Beschäftigung in Ordnung – schöner ist für diese Hunde ein Bauernhof oder ein Reiterhof, auf dem sie ständig dabei sein können und viel erleben. Viele Hütehunde eignen sich aufgrund ihres gering ausgeprägten Jagdtriebes und ihres gut trainierbaren Gehorsams sehr gut als Reitbegleithunde.

Das **Hüten** ist zwar Teil einer Jagdsequenz, führt aber nicht zum Ergreifen der Beute. Die Bestandteile einer Jagdsequenz sind

- Orten der Beute
- Fixieren und Anpirschen
- Hetzen
- Packen
- Töten.

Ein gut trainierter Hütehund führt nur die ersten 3 Schritte aus, wobei er das Orten und das Hetzen in Bogenform absolviert und damit die Tiere in eine bestimmte Richtung lenkt. Das Packen und Töten ist bei Hütehunden unerwünscht.

Wohlfühl-Regel 3: Hütehunde brauchen viele Aufgaben, damit ihr **Arbeitseifer** zufrieden gestellt wird. Es sind keine bequemen Familienhunde, sondern anspruchsvolle Tiere, mit denen Sie sich viel beschäftigen müssen.

Herdenschutzhunde

Herdenschutzhunde wie Maremmanos, Pyrenäen-Berghunde oder Kangals sind große, sehr eigenständige Hunde, die dafür gezüchtet wurden, Schaf- und Ziegenherden vor Raubtieren zu beschützen. Sie sind oft tagelang allein mit

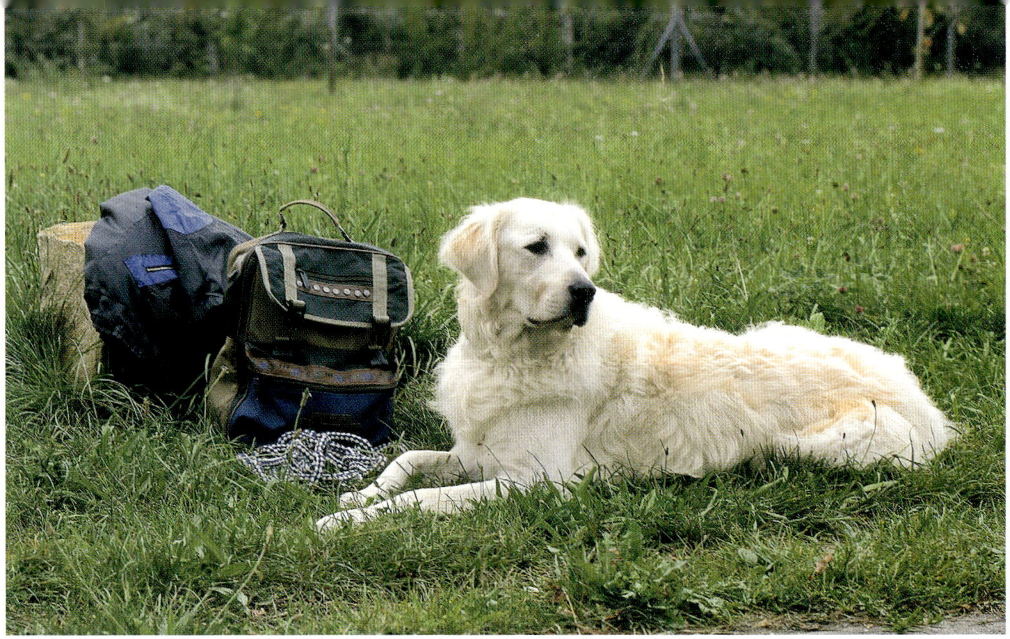

Dieser Herdenschutzhund verteidigt die Habseligkeiten seines Besitzers anstelle von Schafen.

den Herden und müssen selbständig arbeiten. Diese beeindruckenden Arbeitshunde gehören nur in die Hände erfahrener Hundehalter, denen es gelingt, sie so auszubilden, dass sie in unserer Welt ohne Schafherden zurechtkommen. Am glücklichsten sind sie auf einem Bauernhof oder zumindest auf dem Land, denn sie brauchen genügend Freiraum für ihren eigenständigen Charakter.

Wohlfühl-Regel 4: Herdenschutzhunde gehören nur in die Hände sehr **erfahrener Hundehalter**. Eigentlich sind sie nicht für unsere städtische Umwelt geeignet, sondern passen ins Gebirge oder aufs Land, wo sie ihren Arbeitsaufgaben nachkommen können.

Schutzhunde

Schutzhunde wie Deutscher Schäferhund, Dobermann oder Rottweiler wurden gezüchtet, um ihre Besitzer zu beschützen. Sie eignen sich dann gut als Familienhunde, wenn sie als Welpen in der **Prägungsphase** (4. bis 7. Lebenswoche) und Sozialisierungsphase (8. bis 16. Woche) ganz intensiv mit dem Leben in der Familie, mit kleinen und großen Kindern und deren Freunden vertraut gemacht werden. Gerade bei diesen Hunden ist ausreichende Beschäftigung durch Sport wie Joggen, Radfahren oder Inline-Skaten oder durch Hundesport wie Agility, Obedience oder Turnierhundsport (siehe S. 99) wichtig, denn auch sie möchten Aufgaben erfüllen. Wegen ihres **Arbeitseifers** und ihrer **Lernfähigkeit** werden sie auch so gerne als Polizeihunde, Blindenhunde oder Rettungshunde eingesetzt. Ideal ist ein Haus mit Garten auf dem Land.

Wohlfühl-Regel 5: Schutzhunde haben einen guten Wachinstinkt und eignen sich damit weniger für das Mehrfamilienhaus in der Stadt, weil sie gerne durch **Bellen** auf vermeintliche Eindringlinge wie vorbeigehende Nachbarn oder Fremde aufmerksam machen, was wiederum den Nachbarn nicht immer so ganz recht ist. In einem Haus auf dem Land mit Garten fühlen sie sich wohler, und die Nachbarn werden bei etwas Abstand zu Ihrem Haus sicher eher akzeptieren, dass ein Schutzhund bellt, wenn Fremde vorbeigehen.

Hof- und Wachhunde

Hof- und Wachhunde wie Berner Sennenhund oder Hovawart sollten nach Möglichkeit in einem Haus oder auf einem Bauernhof leben, den sie auch bewachen dürfen.

Wohlfühl-Regel 6: Berner Sennenhunde oder **Bernhardiner** sind nicht die richtigen Hunde für Agility oder Breitensport – bei ihrer Größe und ihrem Gewicht werden die Gelenke bei diesen schnellen Sportarten zu sehr belastet. Langes Joggen oder Radfahren ist auch nicht das, wovon sie träumen. Diese Hunde lieben ein etwas geruhsameres Leben mit regelmäßigen Spaziergängen, sie liegen aber auch gerne neben dem Sofa und genießen es, wenn ihre Besitzer sich einen gemütlichen Abend machen. Der **Hovawart** dagegen ist ein agiler Hund, der Sie gerne beim Joggen oder Radfahren begleitet und Spaß an schnellen Sportarten wie Agility oder Obedience hat.

Windhunde

Windhunde sind erstaunlich anpassungsfähig und in der Wohnung oder im Haus sehr ruhige und angenehme Hunde. Selbst in der Stadt kommen sie gut zurecht, solange sie in regelmäßigen Abständen ihr Laufpensum bekommen. Ihre Erziehung ist nicht ganz einfach, und natürlich jagen sie gerne, das war ja schließlich ihre ursprüngliche Aufgabe. Freilauf ist deshalb nur in Gegenden ohne Straßenverkehr gefahrlos möglich.

Wohlfühl-Regel 7: Wer einen **Windhund** hält, sollte mit ihm am besten regelmäßig auf die **Hunderennbahn** oder zum **Coursing** (Querfeldeinrennen, siehe S. 105) gehen. Wenn Sie einmal beobachtet haben, wie diese Hunde am Start dem Rennen entgegenfiebern, wird Ihnen klar sein, dass solch ein Renn-Samstag der Start in ein glückliches Windhund-Wochenende ist!

Schlittenhunde

Schlittenhunde sind Laufhunde – dafür wurden sie gezüchtet, und um sich wohl zu fühlen müssen sie lange Strecken in gleichmäßigem Tempo laufen dürfen. Damit sind sie ideale Hunde für alle, die regelmäßig längere Strecken joggen oder Rad fahren möchten mit ihrem Hund. Am glücklichsten sind Schlittenhunde, wenn sie in einer Gruppe von 3 oder mehr Hunden leben dürfen und dann möglichst gemeinsam vor dem Schlitten laufen können.

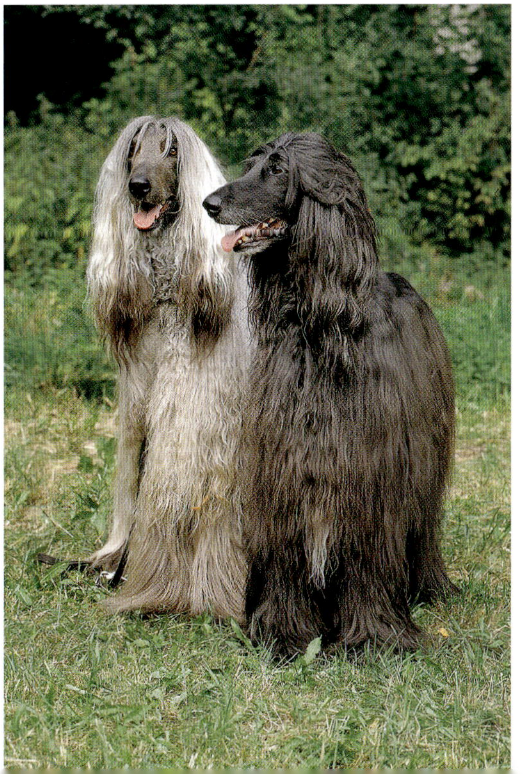

Die stolzen Afghanen sind ruhige und angenehme Haushunde – aber tief in ihrem Innern sind sie natürlich Jagdhunde, was das Freilaufenlassen schwierig machen kann.

Wohlfühl-Regel 8: **Schlittenhunde** verbringen gerne viel Zeit im Freien. In unseren Wohnungen ist es ihnen meist zu warm, und mit ihrem Fell sind sie gegen Kälte gut geschützt. Wenn sie **in der Gruppe** gehalten werden, können sie ständig draußen sein, sofern im Winter eine ausreichend große und gut isolierte Schutzhütte zur Verfügung steht. Einzeln gehaltene Schlittenhunde brauchen dagegen auf jeden Fall die Gesellschaft ihrer Menschen und sollten nicht draußen allein gelassen werden.

Grundsätzlich gilt für alle Hunde: je besser die Ansprüche von Mensch und Hunderasse zusammenpassen, desto wohler wird sich der Hund fühlen. Wählen Sie Ihren vierbeinigen Partner also nicht nach Schönheit aus, sondern danach, ob Sie seiner genetisch bedingten Veranlagung möglichst gut gerecht werden können.

Mischlinge

Und bei den vielen, vielen Mischlingshunden dieser Welt gilt das in ähnlicher Weise: Finden Sie selbst heraus, was Ihr Hund braucht, um sich wohl zu fühlen!

- Will er gerne neben dem Fahrrad mitlaufen? Hat er die richtige Statur dazu – also nicht zu groß und zu schwer, aber auch nicht zu klein?
- Oder will er lieber knifflige Denksportaufgaben lösen?
- Hat er Spaß an schnellen Hundesportarten wie Agility, oder ist er eher der ruhige Typ für Obedience?
- Mag er lieber geruhsame Spaziergänge, oder will er unbedingt mit anderen Hunden oder den Kindern herumtoben?

Beobachten Sie Ihren Hund in allen möglichen Situationen, dann finden Sie bestimmt heraus, woran er Spaß hat und womit Sie sich gemeinsam vergnügen können.

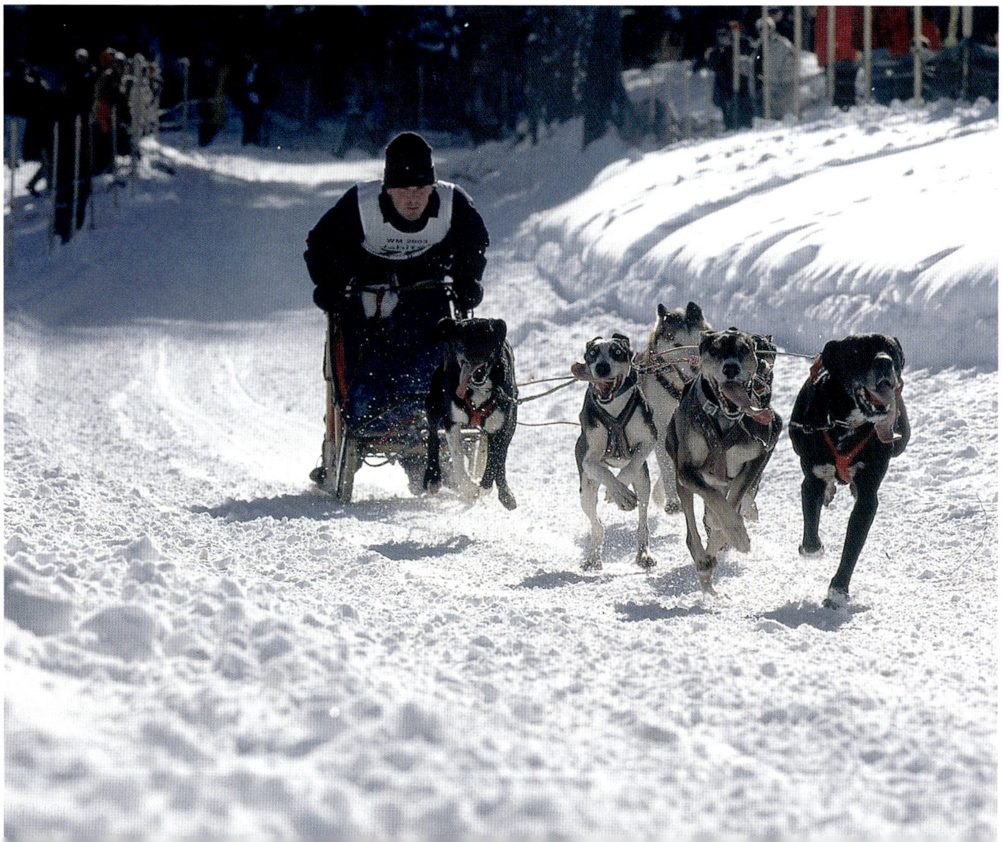

Schlittenhunde sind am glücklichsten, wenn sie vor dem Schlitten arbeiten dürfen. Wer ihnen das nicht bieten kann, muss ihrem ausgeprägten Laufbedürfnis mit langen Radtouren oder Wanderungen entgegenkommen.

3 Schlafen: Wie Hund sich bettet …

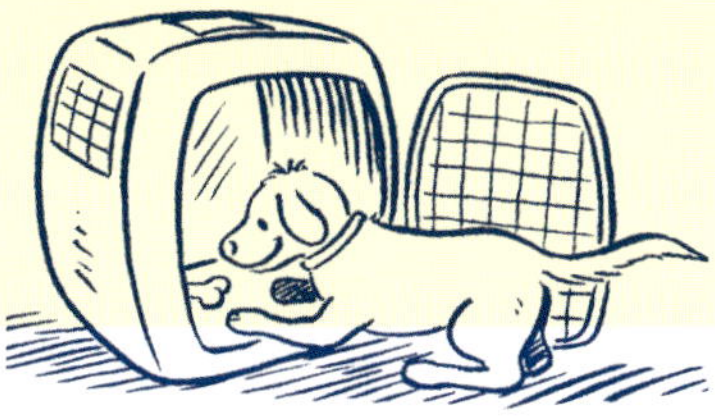

Sie fühlen sich am wohlsten, wenn Sie so richtig ausgeschlafen sind? Ihrem Hund geht es genauso. Hunde brauchen mehr Schlaf als wir Menschen – sie schlafen durchschnittlich 10–14 Stunden pro Tag, der wissenschaftlich errechnete Mittelwert liegt bei 10,7 Stunden pro Tag. Auch das haben sie von ihren Vorfahren, den Wölfen, übernommen: Wölfe schlafen viel, wenn sie gefressen haben und satt sind. Erst wenn der Hunger einsetzt, machen sie sich auf den Weg und suchen nach neuer Nahrung.

Die meisten Hunde lieben bequeme Schlafplätze. Wenn Sie nicht möchten, dass Ihr Hund Ihr eigenes Bett ernsthaft als Ruhestätte in Erwägung zieht, sollten Sie ihm also einen angenehmen Liegeplatz zur Verfügung stellen.

Auch für Hundebetten gibt es ein paar Wohlfühl-Regeln:

Wohlfühl-Regel 1: Das Hundebett sollte an einem Platz stehen, an dem der Hund sich **gerne hinlegt**. Beobachten Sie, welchen Platz Ihr Hund bevorzugt, wenn er ungestört sein und schlafen will, und platzieren Sie dort das Hundebett. Je nach Charakter bevorzugen manche Hunde beispielsweise den Platz unter einem Schreibtisch, wo sie sich mit dem „Dach über dem Kopf" sehr sicher und geschützt fühlen, während andere Typen Plätze in zentraler Position in der Wohnung oder im Haus bevorzugen, an denen sie selbst im Schlaf genau mitbekommen, wer kommt und wer geht.

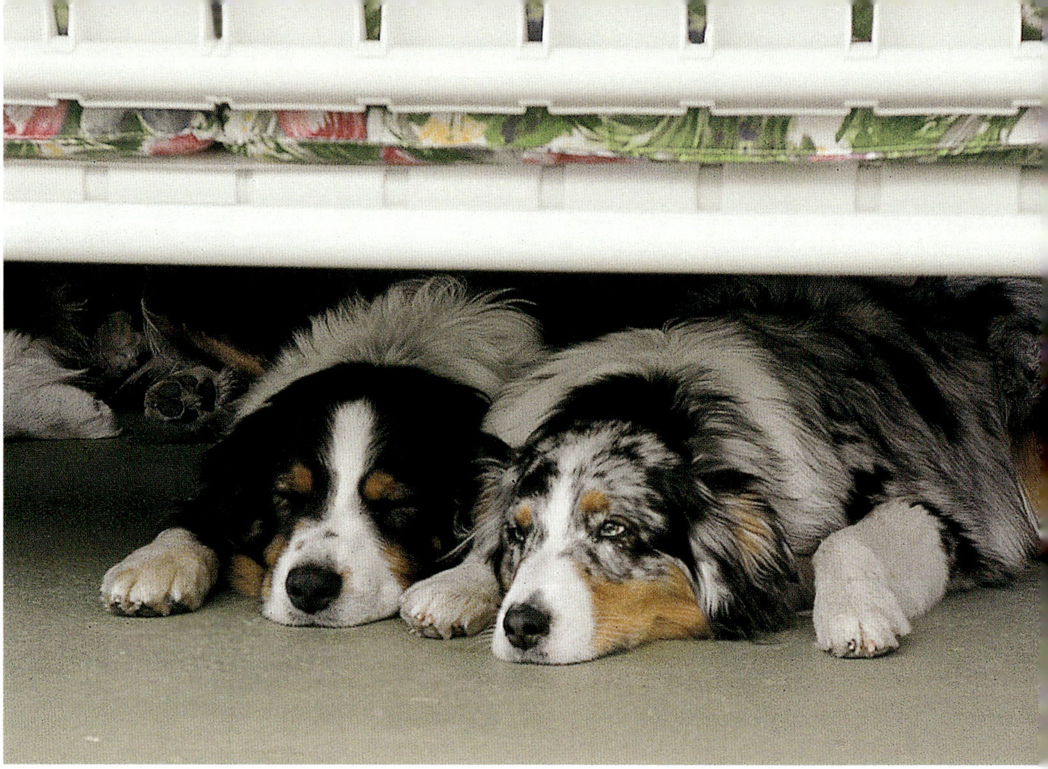

Unter der Hollywoodschaukel im Hof schlafen diese Australian Shepherds am liebsten: Sie haben ein schützendes Dach überm Kopf und können trotzdem genau verfolgen, wer kommt und wer geht.

Wohlfühl-Regel 2: Das Hundebett muss **groß genug** sein, sodass der Hund ausgestreckt auf der Seite darin liegen kann. Die wenigsten Hunde schlafen immer eingerollt als Kugel – schließlich herrscht in unseren Wohnungen ja auch keine arktische Kälte, gegen die man sich durch Zusammenrollen schützen muss, sondern eine angenehme Schlaftemperatur.

Wohlfühl-Regel 3: Die Kissen oder Bezüge des Hundebettes muss man **waschen** oder reinigen können. Spätestens wenn Ihr Hund nach einem Schlammbad unverhofft in sein Bett hüpft, werden Sie dankbar dafür sein, dass Sie die Bezüge abnehmen und in die Waschmaschine stecken können. Das ist auch sehr nützlich, falls Ihr Hund mal als ungebetene Gäste von draußen ein paar Flöhe mitgebracht hat, denn die Flohlarven leben im Hundebett und lassen sich durch Waschen bei 60 °C am besten beseitigen.

Welches Bett ist das richtige?

Die meisten Hunde lieben weiche Schlafplätze. Für sie eignen sich beispielsweise Hundebetten, die mit Styropor-Kügelchen gefüllt sind und sich der Körperform anpassen. Viele Hunde schlafen auch gerne in einem **Körbchen** – sei es aus Weidengeflecht oder Kunststoff, Hauptsache, es ist mit weichen, kuscheligen Kissen ausgepolstert. Die Körbchenform bietet den Schutz, den viele Hunde für ihren Schlafplatz bevorzugen. Auch Schaumstoffbetten in Körbchenform sind deshalb bei den meisten Hunden beliebt. Viele Hunde lieben es auch, unter einem Tisch oder einer Treppe zu schlafen, weil das aus Hundesicht Schutz von oben gewährleistet.

Natürlich können Sie Ihrem Hund auch ein Bett oder ein Sofa oder einen gemütlichen **Sessel** als Bett anbieten, wenn Sie das möchten. Erklären Sie Ihrem Hund aber ab dem ersten Tag, welches Sofa oder welches Bett für ihn bestimmt ist!

Er kann problemlos unterscheiden zwischen Ihrem Bett und seinem, wenn Sie ihm das von Anfang an eindeutig klar gemacht haben.

Es gibt aber auch Hunde, die lieber auf einer leichten **Decke** schlafen statt in einem Hundekorb. Oft scharren sie sich diese Decke so lange zu recht, bis ein großes Deckenknäuel entsteht, auf dem sie sich dann mit wohligem Seufzen niederlassen. Manche Rassen mit dichtem Fell, die die Sommerhitze schlecht vertragen, wie beispielsweise Berner Sennenhunde, liegen sogar am liebsten auf einem kühlen Stein- oder Fliesenboden.
Schicken Sie Ihren Hund nicht in einen Korb, wenn er nicht darin schlafen mag! Schließlich soll er sich wohl fühlen an seinem Schlafplatz. Beobachten Sie ihn eine Zeitlang, dann werden Sie erkennen, wie für Ihren Hund der optimale Ruheplatz gestaltet sein sollte.

Hundebett als Wellness-Oase

Das Hundebett sollte für Ihren Hund eine kleine Wellness-Oase sein. Das bedeutet: Hier darf er sich nach Herzenslust räkeln und herumkullern, er darf in seinen Kissen wühlen, er kann sich auf den Rücken legen und alle Viere in die Luft strecken oder sich gemütlich zusammenrollen. Aber damit er sich in seinem Hundebett so entspannt fühlt, müssen Sie dafür sorgen, dass er diesen Rückzugsort auch als sicheren Ort begreift. Also respektieren Sie es, wenn Ihr Hund sich in sein Hundebett zurückzieht, und lassen sie ihn dort **ganz in Ruhe**. Wenn Sie etwas mit ihm unternehmen wollen, rufen Sie ihn zu sich – aber ansonsten gilt „my bed is my castle", und Sie sollten ihn dort weder streicheln noch knuddeln. Belästigen Sie ihn an seinem Rückzugsort auch nicht mit eher unangenehmen Dingen wie etwa dem Verabreichen von Tabletten oder dem Entfernen von Zecken.
Wenn Sie Kinder haben, so erklären Sie bitte auch Ihren Kindern, dass das Hundebett ein Ruheort und Rückzugsplatz für den Hund sein soll. Ihre Kinder wollen ja vermutlich auch nicht, dass der Hund die Nase ins Kinderbett steckt und bellt, während sie schlafen – also gilt dasselbe auch umgekehrt!

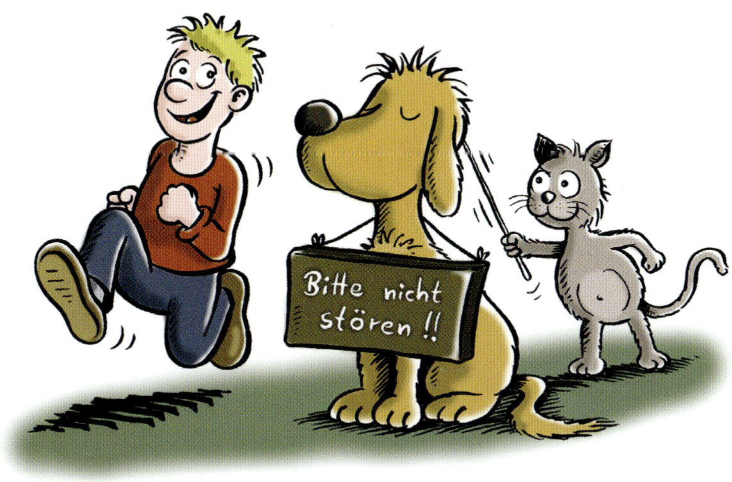

„Wann die nur endlich begreifen werden, was auf meinem Schild steht?"

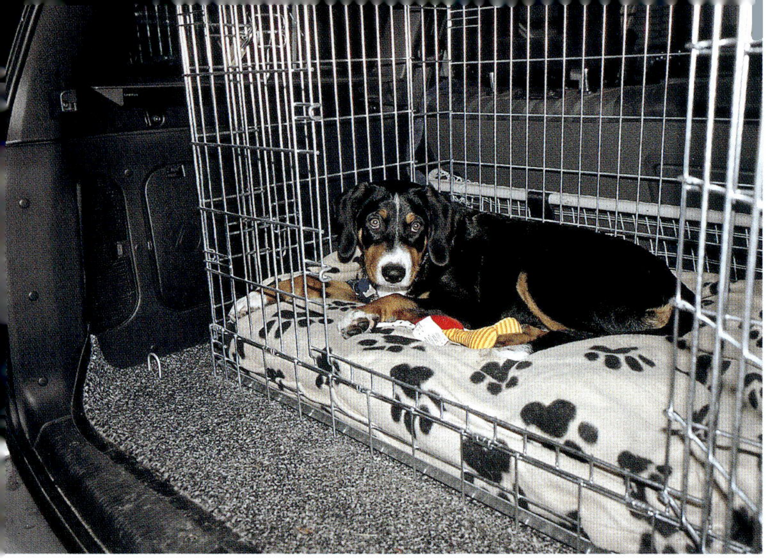

In der Transportbox ist der Welpe im Auto sicher untergebracht.

Hundebett für unterwegs

Wenn Sie mit dem Auto verreisen und Ihr Hund mitkommt, sollten Sie am besten sein Hundebett oder eine vertraute Hundedecke mitnehmen. Das vermittelt dem Vierbeiner bei der Ankunft am fremden Urlaubsort gleich ein Stück Geborgenheit.

Immer mehr Hundebesitzer benutzen eine **Transportbox** als „Schlafzimmer" für ihren Hund. Wenn Sie ihn von klein auf daran gewöhnen, dass die Transportbox mit offener Türe in der Wohnung steht und sein Rückzugsort ist, an dem er in Ruhe schlafen kann, wird er sich nach einem behutsam aufgebauten Training bald auch bei geschlossener Boxentür darin ganz wohl fühlen. Später stellen Sie einfach die Transportbox ins Auto. Der Hund ist darin **gut geschützt**. Beim Autotransport ohne Box brauchen Sie im Kombi ein Trenngitter und zusätzlich spezielle Sicherheitsgurte, auf dem Rücksitz einen Hundegurt.

Kleine Hunde dürfen Sie übrigens in einer **Transporttasche** mit ins Flugzeug nehmen. Größere Hunde müssen in der Transportbox in ein klimatisiertes Frachtabteil. Erkundigen Sie sich rechtzeitig vor einem Flug, wie Sie Ihren Hund transportieren dürfen. Wenn Ihr Hund auf dem Flughafen zum ersten Mal Bekanntschaft mit dem geplanten Transportbehälter macht, kann das zu lang anhaltendem und lautstarkem Protest führen. Ob man Sie dann an Bord lässt, ist etwas fraglich. Deshalb gewöhnen Sie Ihren Hund besser schon lange vorher in kleinen Schritten an die Transporttasche oder die Box, indem Sie ihn erst mal bei offener Tür mit Leckerchen belohnen, bis er richtig gerne reinspringt. Dann geben Sie ihm in der Box ein Kauspielzeug und machen kurz die Tür zu. Verlängern Sie die Zeiten in der geschlossenen Box oder Tasche in ganz kleinen Schritten.

Tipp: **Transporttasche und Transportbox eignen sich auch für Zugreisen. Ohne Tasche oder Box muss er in Deutschland und auch in einigen anderen europäischen Ländern im Zug einen Maulkorb tragen.**

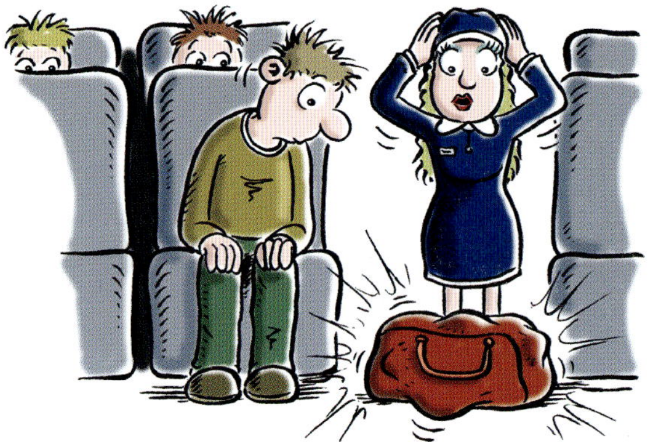

„Vielleicht hätten wir das Einpacken von Jackie in die Transporttasche doch vor dem Flug mal üben sollen."

Ruhephasen zur Entspannung

Machen Sie gerne mal ein Mittagsschläfchen? Schlafen Sie sonntags am liebsten ein bisschen länger? Ihrem Hund geht es nicht viel anders: Jeder Hund braucht im Tagesablauf auch Ruhephasen. Beobachten Sie einmal Hundewelpen: Sie toben und spielen, und urplötzlich legen sie sich in die Ecke und schlafen innerhalb von wenigen Sekunden einfach ein. Solange Hunde Welpen sind, nehmen sie sich ihre Ruhephasen also einfach. Erwachsene Hunde versuchen das auch: Wenn Sie mit Ihrem Hund lange unterwegs waren und er viel erlebt hat, sucht er sich beim Nachhausekommen oft gleich ein ruhiges Plätzchen, um erstmal zu schlafen.

Hunde haben eine **innere Uhr,** die perfekt funktioniert: Sie haben keinen Wecker und keine Wanduhr und wissen trotzdem fast auf die Minute genau, wann es Zeit ist zum Aufstehen morgens, wann es losgeht zum üblichen Spaziergang oder wann die gefüllte Futterschüssel vor ihrer Nase auftauchen sollte. Die Biologen nennen das, was den Hund zu dieser präzisen Zeitmessung befähigt, endogene Rhythmen oder innere Uhr.

Die meisten Hunde lieben einen **regelmäßigen Tagesablauf** mit klar definierten Ruhephasen: Nach dem Morgenspaziergang wird geschlafen, im Büro wird gedöst, und viele Hunde gehen abends sogar zu einer bestimmten Zeit in ihr Hundebett und signalisieren damit, dass der Tag für sie beendet ist.

Tipp: Gönnen Sie Ihrem Hund diese Ruhephasen! Er braucht sie, um ausgeglichen und gesund zu bleiben. Wenn Sie einen sehr unregelmäßigen Tagesablauf haben oder viel unterwegs sind, so achten Sie darauf, dass Ihr Hund zumindest abends seine Ruhephase bekommt.

Natürlich gibt es auch bei Hunden Individuen, die gar nicht genug bekommen können vom Toben, Herumtollen, Spielen, Spazierengehen, Trainieren. Gerade bei solchen eher nervösen oder sehr **lebhaften Hunden** ist es wichtig, dass Sie für feste Ruhephasen sorgen, denn dieser Hundetyp fordert das nicht von selbst ein. Sie werden aber schnell merken, dass feste Zeiten für die „Mittagsruhe" oder das abendliche Schlafenschicken solchen Hunden richtig gut tun. Ein bisschen erinnert diese Erfahrung an überdrehte Kinder nach einem Kindergeburtstag: Sie sind fast nicht ins Bett zu kriegen – aber kaum liegen sie drin, sind sie ruck-zuck eingeschlafen, weil sie in Wahrheit ja völlig übermüdet sind.

Ich merke beispielsweise immer nach sehr aktiven Wochenenden oder Urlaubstagen, an denen wir ganz viel unterwegs waren, dass meine Hündin Dusty ein richtiges Schlafdefizit entwickelt, weil ihr der sonst übliche vormittägliche gemütliche Büroschlaf unter meinem Schreibtisch fehlt.

4 Futter: An die Näpfe, fertig, los!

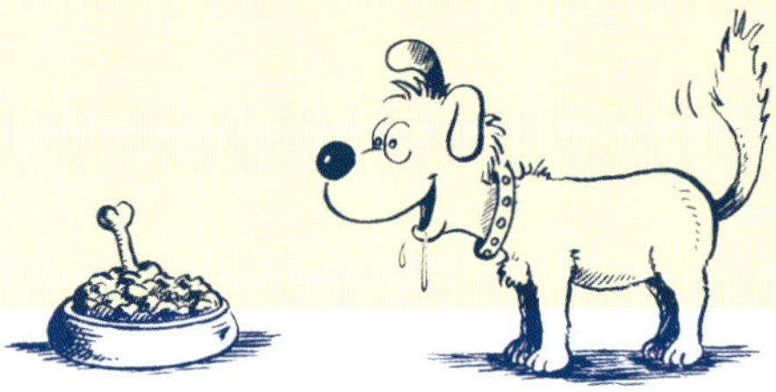

Ihr Hund gehört zu den Vertretern seiner Art, die für einen Leckerbissen alles tun? Er schleckt seine Futterschüssel blitzsauber – ganz egal, was drin war? Glückwunsch: Dann haben Sie leichtes Spiel! Denn einen Hund, der Futter liebt, können Sie prima mit ausgewogener Nahrung versorgen und so zu seinem Wohlbefinden beitragen. Sie sollten allerdings auch hier ein paar grundlegende Regeln beachten!

Futter-Regel 1: Verteilen Sie die tägliche Futterration beim erwachsenen Hund auf **2 Portionen**: eine kleinere Portion morgens und eine größere Portion am späten Nachmittag oder frühen Abend, möglichst 1 bis 2 Stunden nach dem großen Spaziergang. Das entlastet den Magen und reduziert die Gefahr einer Magendrehung – und Ihr Hund freut sich zweimal am Tag auf seine Futterschüssel!

Futter-Regel 2: Bei **Welpen** und **Junghunden** gelten andere Fütterungsmodalitäten, weil sie noch nicht genug Futter innerhalb von 2 Mahlzeiten aufnehmen können: Bis zum 4. Monat werden sie viermal täglich gefüttert und bis zum 6. Monat dreimal täglich. Danach können Sie die „Erwachsenen-Regel“ anwenden und zweimal täglich füttern.

Futter-Regel 3: „Nach dem Essen sollst du ruh'n“ – dieser Leitsatz für den Menschen gilt auch für Ihren Hund! Würden Sie gerne direkt nach einem üppigen Mittagessen eine Stunde Tennis spielen oder joggen gehen? Nein? Gut – Ihr Hund sollte das ebenso wenig tun. Gönnen Sie ihm eine **Verdauungspause** von mindestens einer Stunde, bevor Sie mit ihm wieder spielen oder spazieren gehen. Bei größeren Rassen, die zu einer gefährlichen Erkrankung namens Magendrehung neigen können, sind sogar zwei Stunden Pause nach dem Füttern zu empfehlen.

Futter-Regel 4: Rechnen Sie die **Belohnungsleckerlis** aus der Tagesration heraus – sonst wird Ihr Hund kugelrund, was seinem Wohlbefinden eindeutig schadet.

Futter-Regel 5: Füttern Sie Ihren Hund **nie vom Esstisch** aus. Dann lernt er hoffentlich auch nie, am Tisch zu betteln – das fördert vor allem Ihr eigenes Wohlbefinden, weil Sie entspannt Ihre Mahlzeiten genießen können, ohne in fordernde Hundeaugen zu schauen!

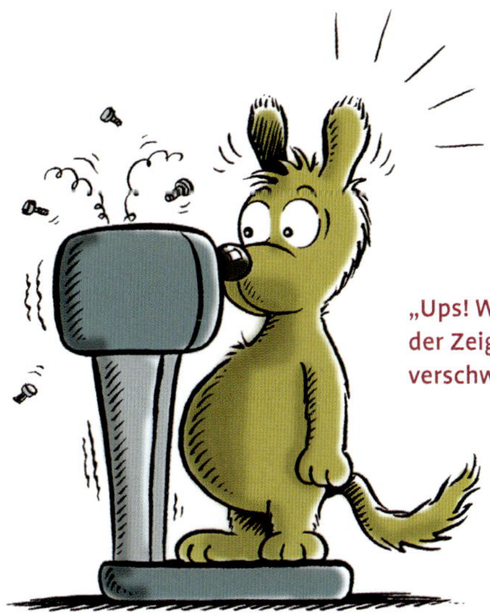

„Ups! Wohin ist denn der Zeiger der Waage verschwunden?“

Wenn Sie mal überlegen, wie sich Wildhunde oder Wölfe ernähren, wird Ihnen auffallen, dass diese Tiere für Ihr Futter arbeiten müssen: Sie müssen einer Fährte folgen, jagen, eine Beute erlegen und zerreißen – erst dann gibt es die Futterbelohnung! Wenn Sie möchten, können Sie Ihren Hund für das Futter auch immer erst ein bisschen arbeiten lassen: Ein **Suchspiel** (siehe S. 72) oder eine kleine **Fährte** (siehe S. 77) führen dann zum begehrten Futter.

Selbst gemischtes Hundefutter

Falls Sie das Futter selbst mischen und kein Fertigfutter kaufen, müssen Sie sich etwas intensiver mit den Nahrungsbedürfnissen Ihres Hundes befassen. Dafür gibt es Spezialliteratur. Sie müssen auf das richtige Phosphor-Kalzium-Verhältnis achten und auf genügend Vitamine, sonst bekommt Ihr Hund nach einiger Zeit Mangelerscheinungen. Einen erwachsenen Hund können Sie sehr gut auch mit selbst zubereitetem Futter optimal ernähren – hier folgen einige **Rezeptbeispiele**, jeweils angegeben für einen 10 kg schweren Hund. Bei leichteren oder schwereren Tieren müssen Sie entsprechend umrechnen.

Wenn Sie mehr wissen möchten:

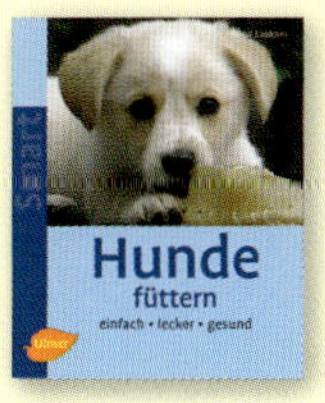

Hunde füttern – einfach, lecker, gesund. A. Laukner. 2006.
64 Seiten, 60 Farbf., kart.
ISBN 978 3 8001 4925 4

Rezept 1: Hühnchen-Menü

120 g gekochtes oder im Olivenöl angebratenes Hühnerfleisch
200 g gekochte Vollkornnudeln
40 g geraspelte Karotte
40 g Olivenöl
2 g Knochenfuttermehl
1 Prise jodiertes Speisesalz oder Meersalz

Rezept 2: Rind-Kartoffel-Menü

100 g Rinderschlund und Rinderlunge, gekocht
1/2 gekochtes Ei
70 g gekochte Kartoffeln
20 g Schweineschmalz
2 g Knochenfuttermehl
1 Prise jodiertes Schweineschmalz oder Meersalz

Jeweils alle Zutaten vermischen, und fertig sind die schmackhaften Menüs, ausreichend für einen **10 kg schweren Hund**.

Wenn Sie selbst gemischtes Futter verfüttern, sollten Sie immer wieder zwischen den Fleischsorten wechseln: **Schwein**, **Rind** und **Hammel** sind eher fett, **Geflügel** ist eher fettarm. Alle Fleischsorten dürfen nur gekocht oder gebraten verfüttert werden, damit eventuell darin vorhandene Krankheitserreger oder Parasiten abgetötet werden! **Schlachtabfälle** wie Mägen, Lunge und Milz sollten ebenfalls gekocht werden; sie eignen sich vor allem für große Hunde, weil sie preiswerter sind als Fleisch. Viele Hunde fressen auch sehr gerne Fisch – aber auch diese Meeresbewohner müssen vor dem Verfüttern abgekocht werden.

Bei **Milchprodukten**, die wichtig sind als Kalziumlieferant, müssen Sie ausprobieren, was Ihr Hund verträgt. Die meisten Hunde vertragen Quark und Jogurt besser als Milch. Eine Milchunverträglichkeit äußert sich bei Hunden meist in Form unangenehmer Durchfälle. Wenn Ihr Hund auf alle Milchprodukte mit Durchfall reagiert, müssen Sie darauf verzichten.

Getreidearten wie Mais, Weizen, Haferflocken und Reis sind gute Energielieferanten. Damit sie besser verdaut werden können, sollten sie ebenfalls gekocht werden, bei Haferflocken reicht es, sie einzuweichen. Gekochte **Kartoffeln** sind ebenfalls ein guter Energielieferant, genauso auch **Vollkornnudeln**.

Beim Welpen ist die richtige Futterzusammensetzung besonders wichtig, damit er gesund heranwachsen kann. Lassen Sie sich von Ihrem Tierarzt beraten.

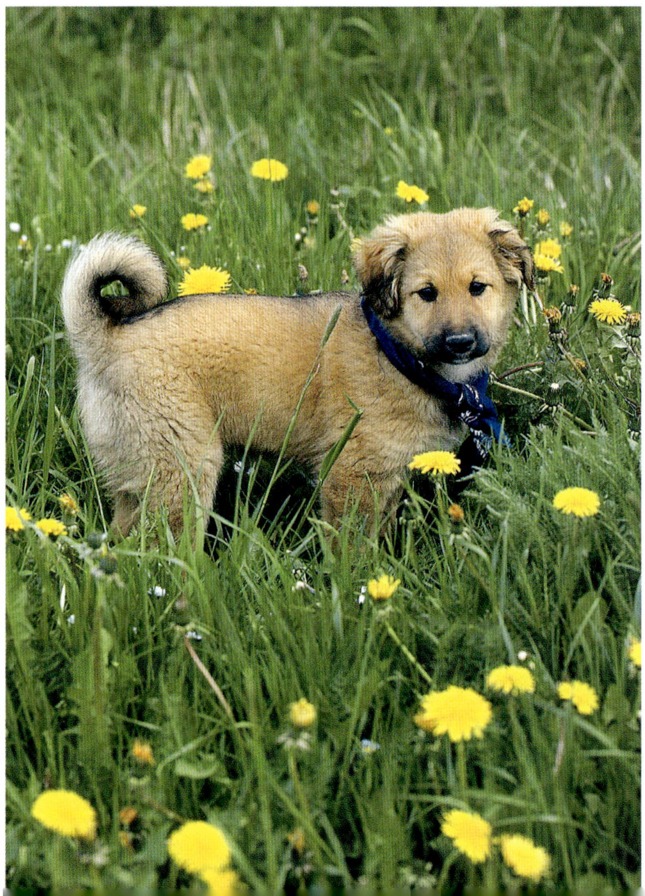

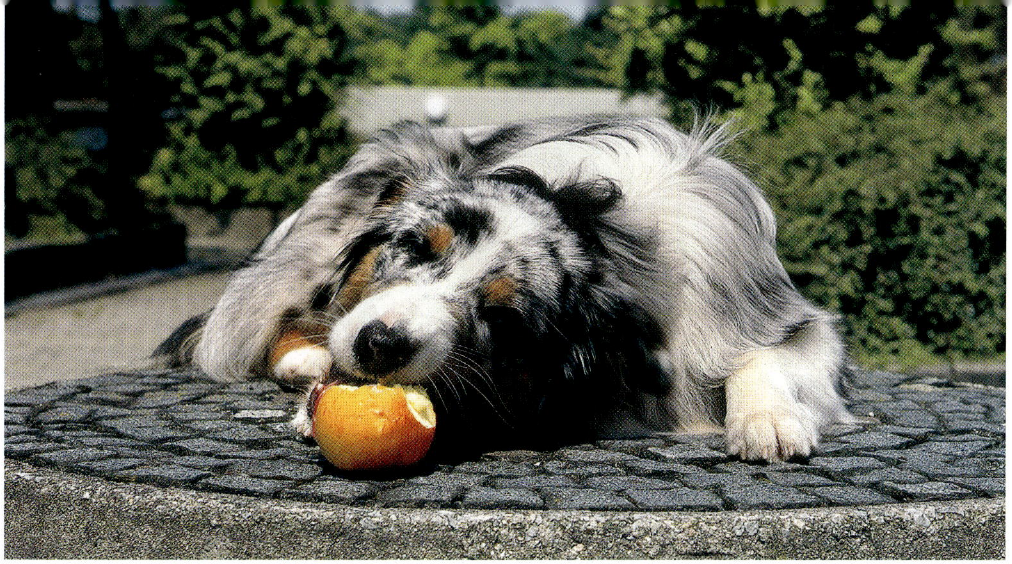

Viele Hunde lieben Obst. Ein kleiner Apfel, ein Stück Banane oder eine Stückchen Karotte eignen sich sehr gut als gesunde Belohnung.

Obst und Gemüse braucht Ihr Hund nicht wegen des Vitamins C wie wir Menschen, denn das können Hunde selbst im Körper aufbauen. Aber die Ballaststoffe tun der Verdauung gut. **Weintrauben** und Rosinen sollten Sie aber weglassen, sie können in größeren Mengen beim Hund Gesundheitsschäden verursachen.

Beim **Fett** können Sie sowohl tierische Fette als auch pflanzliche Fette verfüttern – Hunde vertragen beides. Am wertvollsten ist **Fischöl** wegen des hohen Gehalts an ungesättigten Fettsäuren.

Welpenfutter

Bei **Welpen** ist das Futtermischen etwas schwieriger, denn gerade in der Zeit des starken Wachstums ist es wichtig, dass der Welpe genau die richtige Futterzusammensetzung bekommt, damit keine Mangelerscheinungen wie Rachitis oder andere Wachstumsstörungen auftreten. Mit einem speziellen Welpenfutter aus dem Fachhandel dagegen werden Sie den Bedürfnissen des Welpen auf jeden Fall gerecht. Falls Sie auch für den Welpen selbst Futter zubereiten wollen, können Sie folgendes Rezept verwenden, das für einen **5 kg schweren Welpen** zusammengestellt wurde:

Rezept 3: Welpen-Menü

120 g Putenfleisch
100 g Haferflocken
100 ml Vollmilch oder, wenn er keine Milch verträgt, stattdessen ein hartgekochtes Ei + weitere 10 g Keimöl
10 g Keimöl
2 g Futterkalk

Die Haferflocken kochen Sie in der Milch oder in Wasser kurz auf. Das Putenfleisch lassen Sie beim Metzger durch den Fleischwolf drehen oder Sie schneiden es in Stückchen. Braten Sie es im Keimöl kurz an oder kochen Sie es ab. Dann alle Zutaten mischen und den Futterkalk darüber streuen.
Wenn Ihr Welpe mehr oder weniger wiegt als 5 Kilogramm, rechnen Sie die Mengen bitte entsprechend um.

Alle Rezepte aus: *Hunde füttern – einfach, lecker, gesund* von Anna Laukner, Verlag Eugen Ulmer, 2006

Fertigfutter

Bei Fertigfutter gibt es jede Menge Auswahl. Die Fachhändler teilen Hundefutter in folgende Kategorien ein:
Alleinfutter: bieten ein ausgewogenes Nährstoffangebot und brauchen keine ergänzenden Zutaten.
Feuchtfutter: wird als Dosenfutter oder vakuumverpackt angeboten und enthält viel Wasser.
Halbfeuchtes Futter: wird in Folie eingeschweißt angeboten. Enthält oft viel Zucker.
Trockenfutter: wird meist in Form von trockenen Pellets gereicht oder als Flockenfutter zum Anrühren mit Wasser. Dazu muss immer eine frisch gefüllte Wasserschüssel bereitstehen.

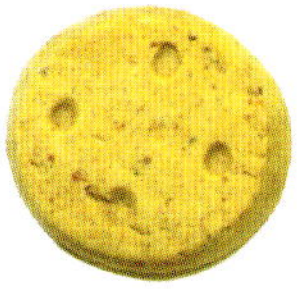

Alle diese Futtersorten sind gleichermaßen für den Hund geeignet – es ist Ihre Entscheidung, was für Sie am praktischsten ist.
Trockenfutter in Pelletform lässt sich gut auch im Büro oder unterwegs füttern, weil man nichts einweichen muss, die Schüssel hinterher sauber ist und es nicht nach Dosenfutter „duftet". Manche Trockenfutterpellets haben zusätzlich einen zahnreinigenden Effekt und eignen sich besonders gut für Hunde, die zur Zahnsteinbildung neigen.
Trockenfutter als Flocken, die mit viel Wasser eingeweicht werden, ist prima für Hunde, die von alleine nicht genug trinken, oder auch für alte Hunde mit Zahnproblemen, die Pellets nicht mehr richtig kauen können.
Nassfutter aus der Dose wird meistens auch von den Hunden gerne gefressen, die keine Pellets und keine Flockenmischungen mögen. Es ist ebenfalls gut geeignet für alte Hunde mit Zahnproblemen.

Die richtige Futtermenge

Bestimmt wollen Sie einen schlanken und aktiven Hund und kein wurstförmiges Moppelchen?
Schön – dann müssen Sie aber beim Füttern genau die richtige Menge geben, sonst klappt das nicht! Eine erste Orientierung finden Sie bei Fertigfutter auf den Dosen oder Packungen – dort ist angegeben, welche Futtermenge ein Hund mit 10 kg, 20 kg oder 30 kg Körpergewicht täglich bekommen soll. Aber **Vorsicht**: Bitte überprüfen Sie erst einmal, ob Ihr Hund auch wirklich den Tag über gar nichts anderes von Ihnen bekommt! Kein Leckerchen, keinen Hundekeks, keinen Klacks Joghurt und keine Apfelstückchen? Wenn das wirklich so ist, dann können Sie die angegebene Tagesration verfüttern. Falls es aber tagsüber immer mal kleine Häppchen gibt für den Hund, dann reduzieren Sie die Hauptfutterration unbedingt entsprechend. Bei selbst zubereitetem Futter sollten Sie vorsichtig ausprobieren, wie viel Futter Ihr Hund braucht, um sein ideales Gewicht zu halten. Wenn Sie anfangs unsicher sind, beraten Sie sich am besten mit Ihrem Tierarzt.

Lassen Sie sich vom Tierarzt das **richtige Gewicht** Ihres Hundes ausrechnen, wenn Sie es noch nicht kennen. Überprüfen Sie das Gewicht Ihres Hundes, indem Sie ihn entweder auf den Arm nehmen, auf die Waage steigen und dann Ihr eigenes „Leergewicht" anschließend abziehen oder indem Sie den Hund auf die Waage setzen. Ab einem Hundegewicht von 15 kg empfiehlt sich eindeutig die zweite Methode – das schont Ihre Bandscheiben! Wiegen Sie Ihren Hund jeden Monat. Wenn er zugenommen hat, sollten Sie sofort die Futtermenge reduzieren und gleichzeitig das Bewegungspensum steigern, damit Ihr Vierbeiner schnell wieder sein Idealgewicht erreicht.

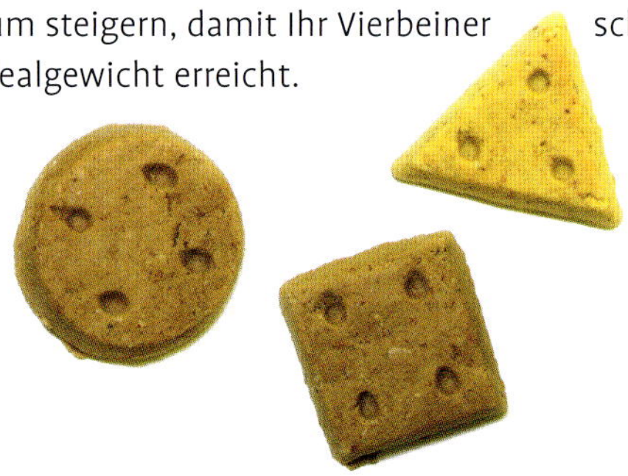

Das Wohlfühl-Gewicht

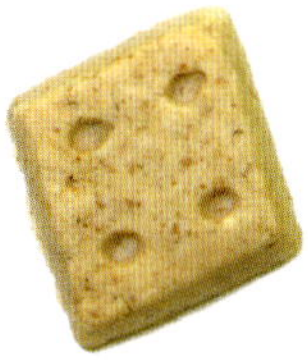

Das Wohlfühl-Gewicht Ihres Hundes erkennen Sie ganz einfach: Wenn Sie mit der Hand mit leichtem Druck über seine Seite streichen, sollten Sie die Rippen leicht spüren können, und vor den Hüften sollte sich eine Taille abzeichnen. Wenn Sie nur eine kompakte Fläche ertasten statt der Rippen und wenn zwischen Brustkorb und Hüfte der Körperumfang konstant wurstförmig ist, hat Ihr Hund im wahrsten Sinne des Wortes „zu viel auf den Rippen" und muss dringend abnehmen. Reduzieren Sie seine Futterration oder steigen Sie auf Diätfutter um, und steigern Sie die Bewegungszeiten, denn nur durch regelmäßige Bewegung kriegen Sie den Speck von den Rippen runter. Abnehmen klappt auch beim Hund nur durch weniger Futter und mehr Bewegung. Zielvorgabe sind **2 % Gewichtsverlust pro Woche**. Radikalkuren sind nicht zu empfehlen, sie können zu Stoffwechselstörungen führen – eine langfristige Umstellung auf etwas weniger Futter, kombiniert mit täglichem Sportprogramm, führt dagegen garantiert zu einem fröhlicheren Hund, der sich wohl fühlt und auch wieder Spaß am Laufen und Spielen hat.

Wenn die Rippen allerdings so herausstehen, dass sie richtig deutlich zu sehen sind, und die Hüftknochen sich abzeichnen, dann sollte Ihr Hund eher zunehmen. Bei ganz wählerischen Gesellen, die ihr Futter kaum anrühren, sollten Sie mit Ihrem Tierarzt sprechen: Es gibt **Futterzusätze**, die Sie über das reguläre Futter streuen können und die bestimmt selbst Ihren Hund zum Fressen animieren. Probieren Sie aus, was funktioniert – manchmal hilft es schon, wenn Sie etwas Quark oder Hüttenkäse untermischen, bei anderen Schleckermäulchen kann etwas geriebener Käse den Appetit anregen oder ein bisschen salzfreie Fleischbrühe; manchmal reicht sogar schon etwas warmes Wasser.

Futter- und Wasserschüsseln

Es gibt sie in allen Größen, Formen, Farben und Materialien: in Steingut, Edelstahl, Plastik oder Keramik, in rund oder eckig, in kitschig oder schlicht. Eignen tun sich alle – sie haben nur unterschiedliche Eigenschaften. Steingut und Keramik sind schwer und rutschen nicht so leicht weg, wenn der Hund beim Fressen die Nase innen gegen den Rand drückt. Bei Plastikschüsseln sollten Sie darauf achten, dass diese einen festen Stand haben. Manche haben unten am Boden einen eingelassenen Gummiring, der das Wegrutschen verhindert. Edelstahlschüsseln lassen sich sehr gut reinigen, sollten aber eine gute Standfestigkeit oder einen Anti-Rutsch-Ring im Boden haben.

Wenn Sie einen größeren Hund haben und ihm etwas Gutes tun wollen, können Sie ihm eine wirbelsäulengerechte, hochgesetzte Futterschüssel kaufen, bei der er den Kopf beim Fressen nicht so stark nach unten beugen muss – das entlastet die Halswirbelsäule.
Reinigen Sie die Futterschüssel nach jeder Mahlzeit gründlich und sorgen Sie dafür, dass täglich frisches Trinkwasser bereitsteht.

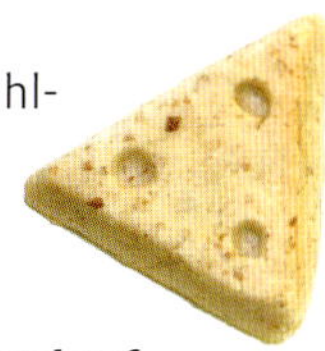

Für längere Autofahrten empfiehlt sich eine **auslaufsichere Trinkschüssel**. Diese Schüsseln haben einen ringförmigen Deckel, der nur in der Mitte eine Aussparung für die Hundeschnauze hat. Für Wanderungen mit dem Hund gibt es praktische Futter-Wasser-Sets zum Mitnehmen. An heißen Sommertagen sollten Sie immer genügend Wasser dabei haben – für sich selbst und für den Hund!

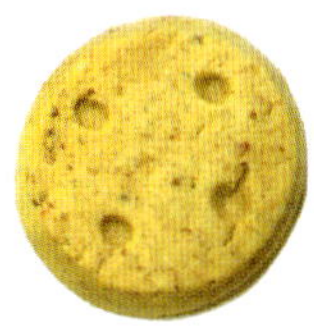

Spezialfutter für alle Lebenslagen

Neben der Frage, welche Futtersorte Sie bevorzugen, gibt es auch noch die Qual der Wahl bei der Flut der Spezialfutter. Unten eine kleine Übersicht mit ein paar Hinweisen, die Ihnen den Weg durch das Dickicht der Futterpackungen weisen sollen.

Neben all diesen Futtermitteln zur Grundversorgung Ihres Hundes gibt es noch jede Menge **Futterzusätze**, die beispielsweise die Gelenke Ihres Hundes vor Verschleiß schützen sollen oder das Fell glänzend machen. Bei einer ausgewogenen Fütterung sollte Ihr Hund eigentlich alle notwendigen Nährstoffe in ausreichender Menge bekommen. Wenn er stumpfes, mattes Fell hat, wenn er schlecht riecht oder Gelenkprobleme auftreten, sollten Sie das zunächst mit Ihrem Tierarzt abklären. Er wird Sie auch beraten, ob Sie Futterzusätze geben sollen und wenn ja, welche sich für Ihren Hund eignen.

Futter	Für wen?	Besonderheiten
Welpenfutter	Welpen von 6 Wochen bis 1 Jahr	Enthält ein ausgewogenes Verhältnis von Kalzium und Phosphor – das ist wichtig für gutes Knochenwachstum
Welpenfutter für große Rassen	Welpen großer Rassen von 6 Wochen bis 1 Jahr	Hat einen etwas geringeren Proteinanteil, damit die Welpen langsam wachsen – sonst kann es zu Knochenproblemen kommen, weil die Knochen noch zu weich sind für das Gewicht, das sie tragen müssen
Futter für aktive Hunde	Für Arbeitshunde oder Hunde, die täglich sehr lange Strecken (über 15 km) zurücklegen	Hat einen etwas höheren Proteinanteil, um die Muskeln gut zu versorgen
Futter für große Rassen	Für große Rassen wie Berner Sennenhund, Bernhardiner, Dogge	Etwas größere Brocken, bestimmtes Verhältnis von Phosphor und Kalzium, meist weniger proteinreich
Futter für bestimmte Rassen	Z.B. Schäferhund, Golden Retriever, West Highland White Terrier, Labrador	Ist auf genetische Dispositionen abgestellt wie häufig auftretende Hauterkrankungen, Allergien oder bei der Rasse bekannte Neigung zu Gelenkproblemen
Seniorenfutter	Für Hunde ab etwa 7 Jahre	Hat meist einen etwas reduzierten Nährstoffgehalt und ein Mineralstoffverhältnis, das die Nieren entlastet
Diätfutter für übergewichtige Hunde	Für Hunde, die deutliches Übergewicht haben (Rippen und Hüften nicht mehr zu spüren beim Drüberstreichen)	Reduzierter Kaloriengehalt, kann dadurch in Kombination mit viel Bewegung zum Abnehmen beitragen
Spezialfutter für Allergiker	Unterschiedliche Futtermittel für die verschiedenen Allergien. Meist wird entweder eine unübliche Fleischsorte verwendet (Truthahn oder Wild statt Rind), teilweise wird auf Getreide- oder Maisbeimischungen verzichtet	Sinnvoll, wenn Ihr Hund nachgewiesenermaßen allergisch ist gegen bestimmte Inhaltsstoffe wie Rindfleisch, Mais, Getreide – am besten vorher mit dem Tierarzt klären
Spezialfutter bei Niereninsuffizienz	Für Hunde mit Nierenproblemen (treten oft im Alter auf)	Niedrigerer Protein- und Phosphorgehalt, leicht abbaubares Eiweiß aus Milch, Ei, Geflügel, Fisch

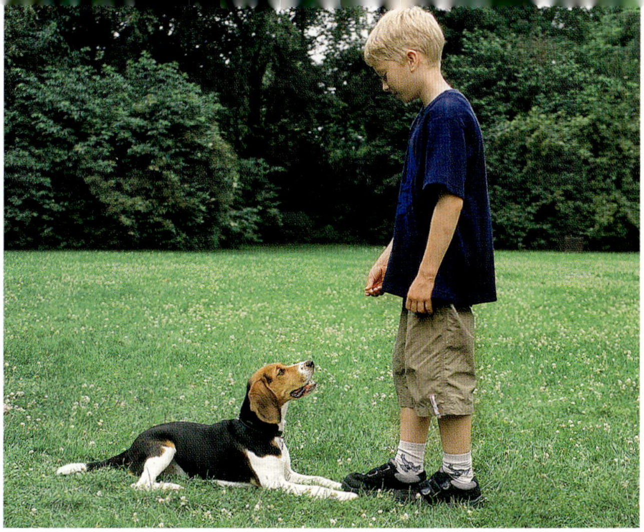

In der Hoffnung auf das Leckerchen, das der Junge in der Hand hält, legt sich dieser Beagle sofort ins PLATZ.

Die richtigen Belohnungshäppchen

Belohnungen sorgen immer für Wohlbefinden! Die meisten Hunde lieben Futterbelohnungen. Aber denken Sie daran: In den Leckerlis stecken jede Menge Kalorien! Und je mehr Leckerlis Ihr Hund bekommt, desto kleiner muss seine normale Futterration ausfallen. Deshalb kaufen Sie am besten ganz winzige Belohnungshäppchen, oder Sie zerkleinern sie. Wer Trockenfutter füttert, kann einfach einen Teil der Tagesration als Belohnungshäppchen verfüttern. Bei ganz tollen Leistungen sollten Sie allerdings einen **Jackpot** für Ihren Hund parat haben. Der „Jackpot" sollte etwas Heißgeliebtes und Außergewöhnliches sein – kleine **Käsestückchen** oder kleine **Wurststückchen** oder klein geschnittene Maultaschen beispielsweise eignen sich prima. Für unterwegs packt man diese Leckereien am besten in ein kleines Plastikdöschen oder in einen Futterbeutel aus Nylonstoff, denn verklebte Käse- und Wurststückchen in der Hosentasche sind doch eher unappetitlich.

Sie können die Leckerlis übrigens auch benutzen, um mit Ihrem Hund einen kleinen **Intelligenztest** zu machen: Stellen Sie einen umgedrehten, kleinen Blumentopf oder einen Plastikbecher kopfüber auf den Boden, und verstecken Sie ein Leckerli darunter. Findet Ihr Hund heraus, dass er den Topf wegschieben oder umdrehen muss, um an das Leckerli zu kommen? Prima! Jetzt stellen Sie fünf kleine Blumentöpfe oder Plastikbecher in einer Reihe umgedreht auf den Boden. Unter einen legen Sie ein Leckerchen (der Hund darf natürlich nicht sehen, unter welches!). Findet er es heraus? Solche kleinen Übungen fördern die geistige Fitness Ihres Hundes!

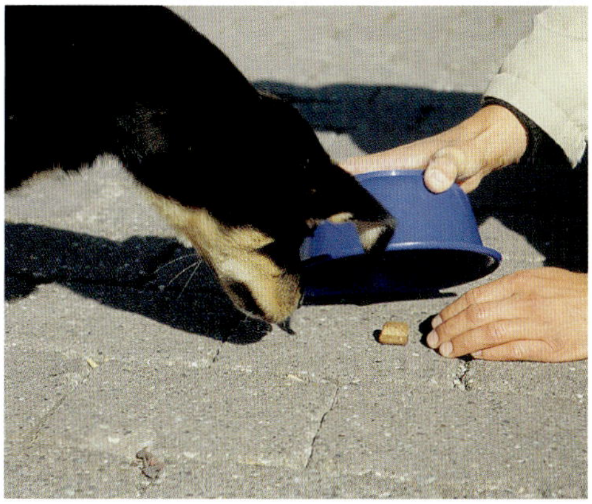

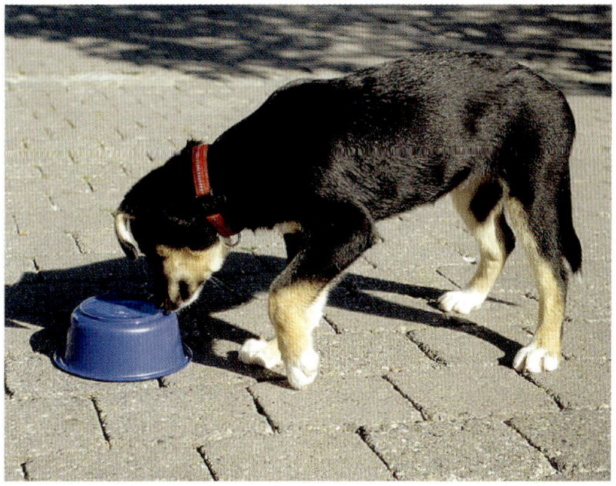

Lassen Sie Ihren Welpen zuschauen, wie Sie das Leckerchen unter die Plastikschüssel legen.

Ob er es schafft, die Schüssel umzudrehen und sich das Leckerchen zu holen? Lassen Sie ihn ruhig ein bisschen rumprobieren mit Nase und Pfoten.

5 Verwöhnprogramm: Bürsten und Massieren

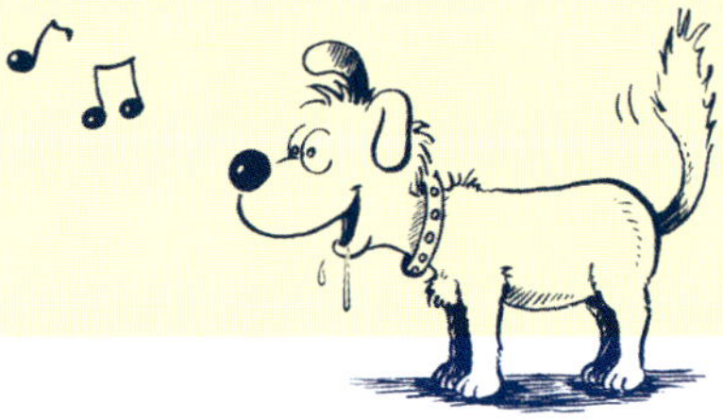

Sie lieben es, wenn Ihr Partner Ihnen abends den Rücken massiert, weil das so schön entspannt? Ihrem Hund geht es ganz genauso! Wenn er tagsüber viel gerannt und gesprungen ist, genießt auch Ihr Hund abends eine entspannende Massage, ein sanftes Stretching oder die ausgiebige Fellpflege.
Bei Hunden, die im Agility oder Turnierhundsport aktiv sind, sorgt die Massage nach anstrengenden Turnieren für eine rasche Regeneration.

Bürsten: Das Wellness-Equipment

Je nach Fell Ihres Hundes brauchen Sie nur eine weiche Bürste (für kurzhaarige Rassen) oder zusätzlich Drahtbürste, Striegel und Entfilzungskamm (für langhaarige Rassen). Lassen Sie sich im Fachgeschäft beraten! Vom Züchter bekommen Sie auch Tipps zur Fellpflege und zum Trimmen.

Wenn Sie möchten, dass Ihr Hund das Bürsten genießt, halten Sie sich am besten an folgende Regeln:

Wohlfühl-Regel 1: Verwenden Sie beim Welpen oder auch bei einem erwachsenen Hund, den Sie neu bekommen haben, eine ganz, ganz **weiche Bürste**. Warten Sie einen Moment ab, in dem der Hund müde ist. Lassen Sie ihn erst an der Bürste schnuppern, bevor Sie ganz sanft und langsam über seine Seite streichen. Bürsten Sie ihn nur kurz, und belohnen Sie ihn mit einem Leckerchen, wenn er still gehalten hat. Gewöhnen Sie ihn nach und nach in kleinen Schritten daran, dass Sie mit der weichen Bürste alles vom Kopf über Bauch und Rücken bis zu den Beinen und zum Schwanz in langsamen Strichen immer in Wuchsrichtung des Fells bürsten.

Wohlfühl-Regel 2: Wenn Sie einen Hund mit viel Unterwolle haben und deshalb später zusätzlich eine Drahtbürste verwenden müssen, so achten Sie unbedingt darauf, dass die Drahtstifte **stumpf** sind und die Bürste insgesamt leicht nachgibt beim Durchbürsten. Ziehen Sie die Bürste langsam und ohne Druck in Wuchsrichtung durch das Fell. Streichen Sie abschließend sanft mit der weichen Bürste oder mit den Händen durch das Fell. Belohnen nicht vergessen.

Gewöhnen Sie den Welpen mit einer weichen Bürste ganz sanft und Schritt für Schritt an diese Prozedur und belohnen Sie ihn gleichzeitig mit Leckerchen, damit er das Bürsten mit etwas Angenehmem verbindet.

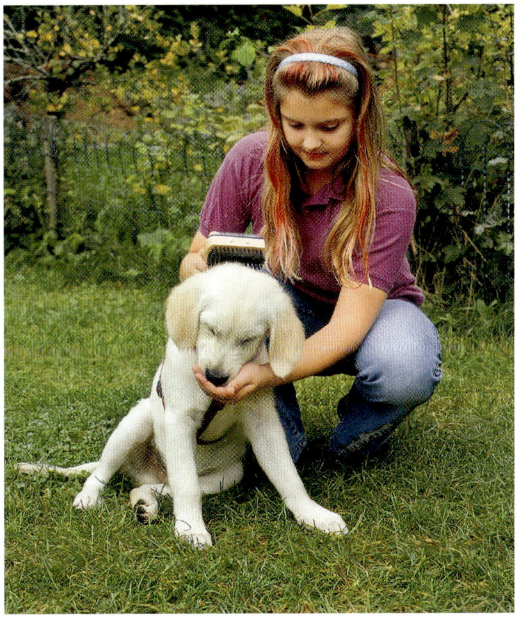

Tipp: Wenn Sie während des Fellwechsels mit viel Unterwolle zu kämpfen haben und das langwierige Bürsten für Ihren Hund offensichtlich unangenehm wird: Investieren Sie einen kleinen Betrag und gehen Sie mit Ihrem Hund in einen guten Hundesalon. Dort wird er mit professionellem Werkzeug fachmännisch ausgebürstet. Danach können Sie Ihren Hund wieder mit sanften Bürstenstrichen verwöhnen. Regelmäßiges Bürsten vertieft durch den engen Kontakt die Bindung und das Vertrauen zwischen Ihnen und Ihrem Hund.

Zotteln beseitigen

Wenn Ihr Hund zu den Rassen gehört, die Dank eines feinen Fells immer wieder verfilzte Zotteln vor allem rund um die Ohren bilden, müssen Sie diese **Problemzone** regelmäßig überprüfen. Falls Sie die Zotteln im Anfangsstadium erwischen, können Sie ihnen vielleicht noch mit der Bürste zu Leibe rücken. Bei richtigen Filzstellen geht das nicht mehr, da brauchen Sie einen **Entfilzungskamm**. Dieser Kamm schneidet die Zotteln mit feinen Messern in Längsrichtung auf, sodass sich danach die filzigen Teile sanft herausziehen lassen.

Wenn Sie es nicht schaffen sollten, das schmerzlos für den Hund zu bewerkstelligen, bitte nicht frustriert zur Schere greifen und alles abschneiden! Gehen Sie stattdessen in einen Hundesalon. Dort werden die Verfilzungen rasch und professionell beseitigt.

Badespaß

Sie glauben, Hunde haben keinen Spaß am Baden? Nun ja – bei manchen mag das stimmen. Aber wenn Sie das Baden schon beim Welpen üben, wird Ihr Hund es später genießen! So machen Sie es richtig:

Schritt 1: Locken Sie den Welpen mit einem Leckerchen in die trockene Duschwanne oder setzen Sie ihn in die trockene Badewanne. Warten Sie, bis er sich mit dem ungewohnten Untergrund vertraut gemacht hat. Lassen Sie ihn SITZ machen und belohnen Sie ihn mit einem Leckerchen. Dann darf er wieder raus.

Schritt 2: Erst wenn Sie das ein paar Mal geübt haben und Ihr Welpe richtig freudig in die Wanne geht, machen Sie ganz vorsichtig das lauwarme Wasser so an, dass es nur leicht tröpfelt. Machen Sie die Welpenpfoten nass, und schalten Sie dann die Dusche gleich wieder aus. Trocknen Sie die Pfoten mit einem weichen Handtuch vorsichtig ab und belohnen Sie den kleinen Kerl mit einem „Jackpot" wie z.B. einem Käsestückchen, wenn er das alles gut mitmacht.

Schritt 3: Steigern Sie ganz allmählich jedes Mal die Wassermenge ein bisschen mehr, bis Sie ihn ganz abduschen können. Lassen Sie den Kopf weg – das mögen die wenigsten Hunde, und es reicht, wenn Sie den Kopf nachher mit dem feuchten Handtuch abwischen.
Belohnen Sie den Hund anfangs jedes Mal, später nur noch gelegentlich, wenn er sich problemlos duschen lässt.

Schritt 4: Wenn Sie es möchten, können Sie ihn auch gleichzeitig an den Fön gewöhnen. Gehen Sie behutsam vor, lassen Sie den Welpen erst einmal am ausgeschalteten Fön

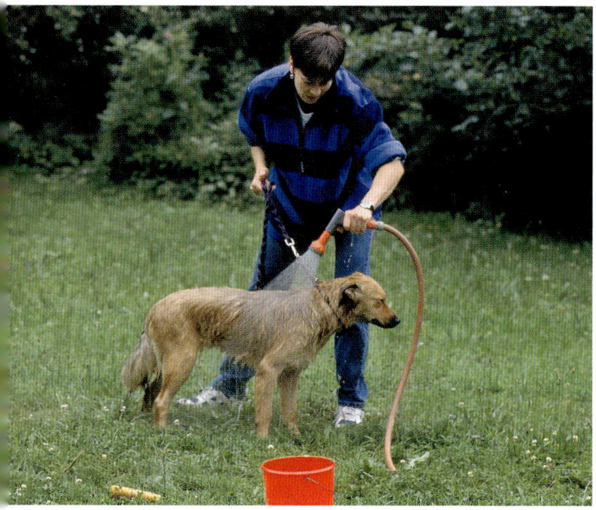

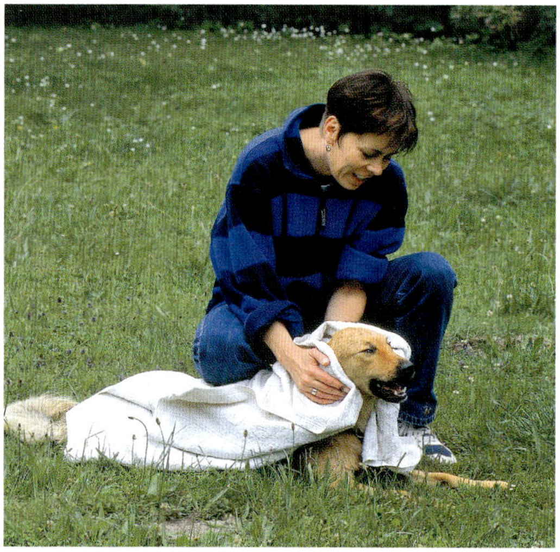

Mit dem sanften Brausevorsatz am Gartenschlauch können Sie Ihren Hund im Sommer auch im Garten vorsichtig abduschen.

Danach rubbeln Sie ihn mit einem Handtuch trocken – dieser Mischling liebt das!

Wenn Ihr Hund gerne ins Wasser geht, lassen Sie ihn ruhig in kleine Seen und Teiche springen, sofern das Ufer flach ist und er gut wieder herausklettern kann. Baden in einem tiefen See sollten Sie dem Hund aber erst erlauben, wenn er ein sicherer Schwimmer geworden ist.

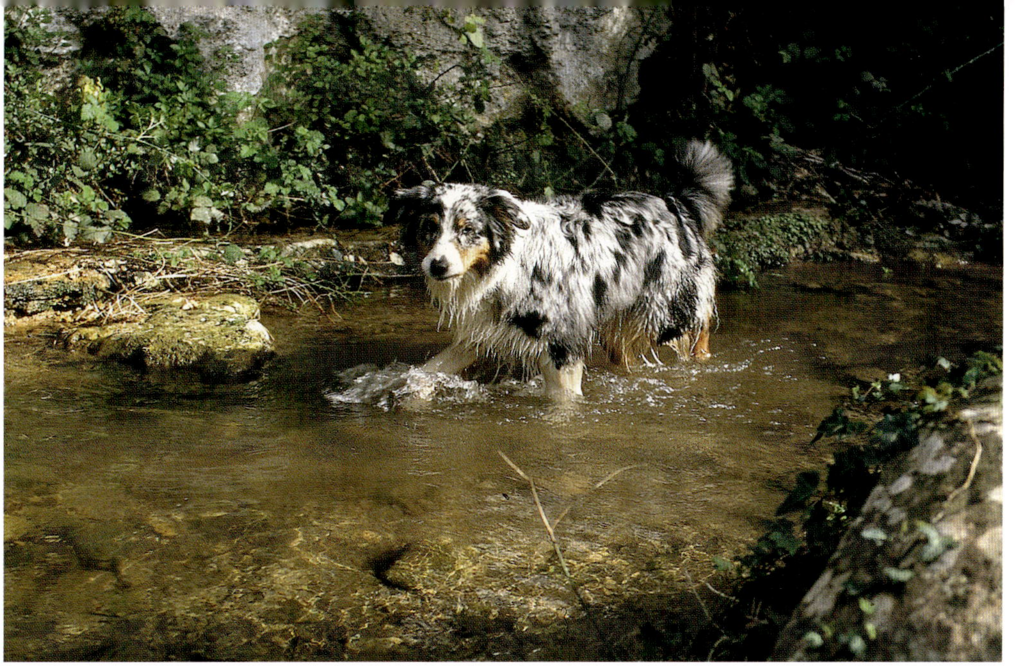

schnuppern, gewöhnen Sie ihn dann an das Geräusch des eingeschalteten Föns, ohne den Luftstrom schon auf ihn zu richten, und fangen Sie dann beim dritten Mal sachte an, ganz kurz die Beine zu föhnen. Loben und belohnen Sie ihn, wenn er das alles freudig mitmacht! Und blasen Sie ihm nie mit dem Fön direkt ins Gesicht – das erschreckt die meisten Hunde.

Hunde sollten nur ein- bis zweimal im Jahr richtig gebadet und mit speziellem **Hundeshampoo** shampooniert werden. Wenn Sie den Hund zu oft mit Shampoo baden, kann die Haut austrocknen und schuppig werden. Meistens reicht auch klares Wasser, um den Schmutz aus dem Fell zu spülen. Eine Ausnahme ist natürlich, wenn sich Ihr Hund genussvoll auf einer toten Maus oder in anderen unaussprechlichen Dingen gewälzt hat. Er meint dann zwar, dass er jetzt ganz besonders fein duftet – aber wenn Ihre Nase eindeutig andere Signale empfängt, ist das ganz klar ein Fall fürs Hundeshampoo-Fläschchen! Doch selbst in solch einem Härtefall gilt: Wenig Shampoo nehmen, lieber mit Wasser verdünnen vor dem Auftragen, und anschließend unbedingt **sehr gründlich ausspülen**, um die Haut nicht zu belasten.

Schwimmen und Plantschen

Den echten Badespaß haben die meisten Hunde draußen im Freien: Erlauben Sie Ihrem Hund, in den **Bach oder See** zu springen und sich im heißen Sommer dort abzukühlen! Hunde sind gute Schwimmer, und vielleicht hat Ihr Hund Spaß daran, ein Schwimmspielzeug aus dem See zu holen, wenn Sie es werfen? Oder er schwimmt mit Ihnen gemeinsam hinaus?
Achten Sie aber darauf, den Hund beim Schwimmen nicht zu überanstrengen: Schwimmen kostet den Hund viel mehr Kraft als Laufen! Mit seinen im Vergleich zu Flossen doch verhältnismäßig kleinen Pfoten muss er ganz schön paddeln, damit der Kopf über Wasser bleibt. Gönnen Sie ihm also zwischendurch immer wieder längere **Pausen**.

Viele Hunde gehen selbst im Winter gerne ins Wasser, um zu schwimmen. Manchmal ist es aber so kalt, dass Sie das besser wissen sollten als Ihr Vierbeiner. Deshalb ist es sehr nützlich, wenn Sie ihm beibringen, dass er grundsätzlich nur ins Wasser darf, wenn Sie es ihm erlauben. Dafür eignet sich

beispielsweise erstmal ein „SITZ“ an jedem Gewässer, das dann gefolgt wird von dem Signal „GEH BADEN“. Prüfen Sie vorher die Wassertiefe. Schauen sie sich das Ufer gut an und lassen Sie Ihren Vierbeiner nur reinspringen, wenn er auch gut wieder rausklettern kann!
Nach dem Badespaß im Freien können Sie Ihren Hund zuhause kurz abduschen, um Schmutz und Sand aus dem Fell zu spülen. Wenn er im **Meer** war, ist das Duschen danach ein Muss, denn das **Salzwasser** verklebt das Fell. Rubbeln Sie ihn anschließend mit dem Handtuch ordentlich trocken – die meisten Hunde lieben das! Wenn Sie jetzt noch ein kleines Ziehspiel mit dem Hundehandtuch anschließen, ist der Wellness-Nachmittag für Ihren Hund perfekt!

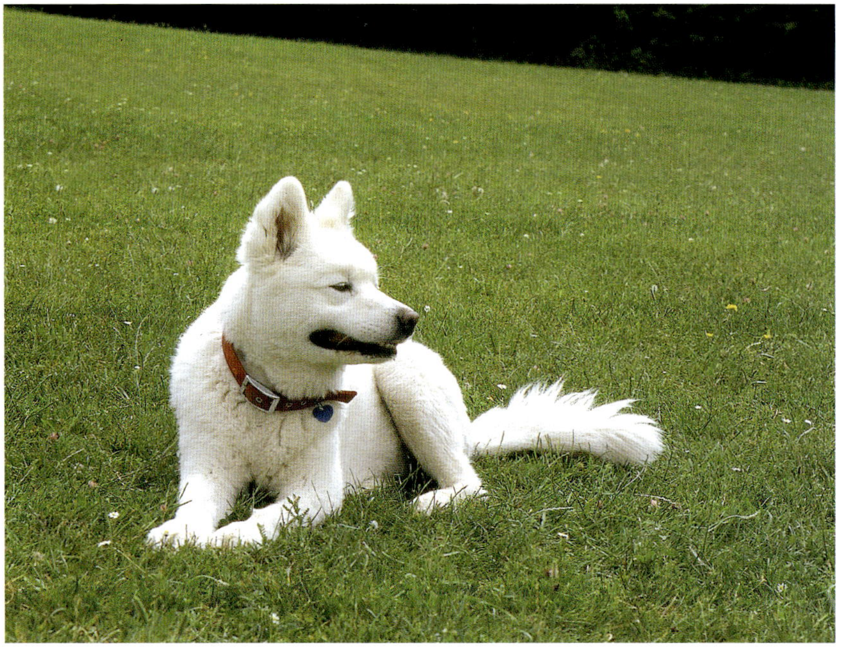

Diese Samojeden-Hündin wird jeden Sommer geschoren, damit sie die Hitze besser verträgt.

Sommerhitze: Scheren oder nicht scheren?

Hier scheidet sich die Welt der Hundebesitzer in zwei Teile: **Der eine Teil** meint, dass ein dickes Fell auch gegen sommerliche Hitze isoliert und dass ein Hund mit der Hitze schon zurechtkommt, solange man ihn nicht überfordert. **Der andere Teil** meint, dass es einem Bobtail oder einem Collie deutlich besser geht im Sommer, wenn man ihn scheren lässt oder zumindest an Bauch und Po das lange Fell stark kürzt, sodass der Hund sich auf kühlen Flächen wie Fliesenboden oder Steinplatten leichter abkühlen kann. Beide Meinungen werden sowohl von verschiedenen Tierärzten als auch von den Hundebesitzern mit großer Leidenschaft vertreten und diskutiert.

Um die Emotionen etwas herauszuhalten, schauen wir uns einmal die **Fakten** an, soweit sie bekannt sind. Fakt ist, dass Hunde nur zwischen den Zehen Schweißdrüsen haben, nicht aber am restlichen Körper. Das Schwitzen dient ja bei uns Menschen dazu, über die Verdunstungskälte auf der Hautoberfläche die Körpertemperatur trotz Hitze oder sportlicher Anstrengung konstant zu halten. Ein Hund kann das nicht, dazu reichen die wenigen Schweißdrüsen nicht aus. Deshalb kühlen Hunde die Körpertemperatur über das **Hecheln**: Die gut durchblutete Zunge wird lang und breit, und durch schnelles Atmen erzeugt der Hund auf der Zunge einen kühlenden Luftstrom, der die Temperatur des Blutes in den stark erweiterten Blutgefäßen senkt. Je wärmer ihm ist, desto schneller hechelt Ihr Hund.

Achtung Hitzschlag!

Wenn Ihr Hund bei großer Hitze plötzlich taumelt oder umfällt, hat er höchstwahrscheinlich einen Hitzschlag. Handeln Sie sofort:

- **Bringen Sie den Hund in den Schatten.**
- **Legen Sie kalte, nasse Tücher auf seinen Körper.**
- **Wechseln Sie die Tücher, sobald sie sich erwärmt haben.**
- **Geben Sie ihm immer wieder kleine Portionen Wasser zu trinken.**
- **Wenn möglich, bringen Sie Ihren Hund so rasch wie möglich zu einem Tierarzt.**

Und denken Sie daran – am nächsten Tag hat er vermutlich noch Kopfschmerzen, also belasten Sie ihn nicht zu sehr.

Das reicht an warmen Tagen normalerweise aus, um ihn abzukühlen, solange Sie keine anstrengenden Aktivitäten von ihm fordern. Wenn Sie aber auch im Sommer Ihren Hund als Begleiter beim Joggen oder Radfahren mitnehmen wollen, sollten Sie dafür nur die kühleren Stunden frühmorgens oder abends wählen.

Vor allem bei **älteren Hunden** merken die Besitzer häufig, dass diesen die Wärme zunehmend zu schaffen macht. Spätestens jetzt empfiehlt sich das Scheren. Gehen Sie in einen gut geführten **Hundesalon**. Dort wird man mit Ihnen genau besprechen, welche Möglichkeiten es gibt, Ihrem Hund die Sommerhitze erträglicher zu machen. Die Palette reicht vom professionellen Ausbürsten der Unterwolle über teilweises Trimmen oder Kürzen des Fells bis zum kompletten Scheren. Entscheiden Sie gemeinsam mit dem Fachpersonal, was für Ihren Hund das Beste ist. Inzwischen bieten auch viele **Tierärzte** eine solche Beratung an, teilweise sind bei den Tierarztpraxen schon Pflegesalons angeschlossen, die von der Krallenpflege bis zum Scheren alle Pflegemaßnahmen durchführen.

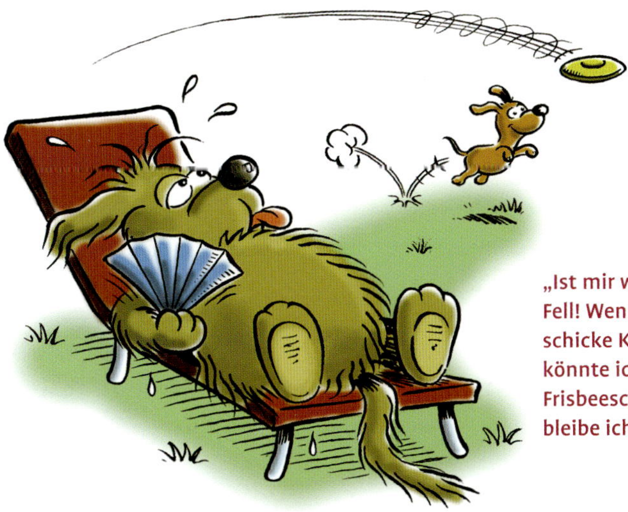

„Ist mir warm in meinem dicken Fell! Wenn ich nur auch so eine schicke Kurzhaarfrisur hätte, dann könnte ich mich ebenfalls für die Frisbeescheibe begeistern! Aber so bleibe ich lieber hier still liegen ...“

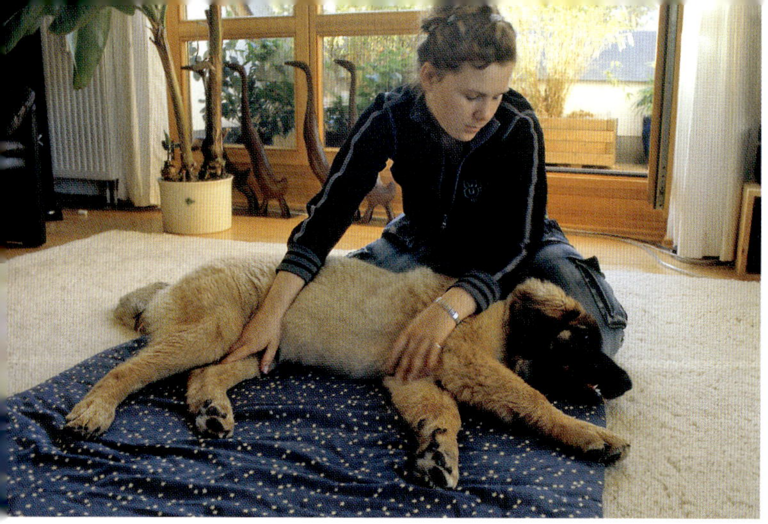

Bringen Sie Ihren Hund in eine ruhige Seitenlage, indem Sie ihn sanft an den unten liegenden Beinen festhalten, sodass er nicht aufstehen kann. Erst wenn er mit dieser entspannten Ruheposition gut vertraut ist können Sie ihn in dieser Position massieren.

Massage

Sie haben eine lange Wanderung gemacht mit Ihrem vierbeinigen Liebling? Oder Sie waren auf dem Agility-Turnier? Dann wird er sich erst wieder so richtig wohl fühlen, wenn Sie seine strapazierten Muskeln mit einer **Wellness-Massage** verwöhnt haben! So geht es am besten:

Wohlfühl-Regel 1: Legen Sie eine weiche Decke oder ein großes Handtuch auf den Boden und lassen Sie den Hund darauf im PLATZ liegen. Dann bringen Sie ihn sanft in die Seitenlage. Wenn Ihr Hund das nicht mag, nehmen Sie die beiden unten liegenden Beine und halten sie mit sanftem Druck fest, bis Ihr Hund ruhig wird und stillhält. Loben Sie ihn dann sehr! Üben Sie mit ihm erst im Laufe von ein bis zwei Wochen ein paar Mal die **Seitenlage**, bis er sich daran gewöhnt hat, bevor Sie ihn das erste Mal sehr vorsichtig ganz kurz massieren. Ihr Hund soll die Massage als angenehm empfinden, zwingen Sie ihn also nicht dazu, wenn er es nicht mag.

Wohlfühl-Regel 2: Massieren Sie Ihren Hund nur, wenn er ganz gesund ist. Sollte er Verletzungen haben, kann die Massage zu einer Verschlechterung des Zustandes führen. Gehen Sie deshalb bei einer Erkrankung zuerst zu Ihrem Tierarzt und lassen Sie klären, worum es sich handelt und wie behandelt werden soll. Besprechen Sie dann mit dem Tierarzt, ob Massage sinnvoll sein könnte zur Unterstützung des Heilungsprozesses, oder ob er Ihnen eher abrät.

Massieren Sie nicht bei

- offenen Wunden
- Muskelrissen oder Lahmheit
- Fieber
- Schmerzen und Angst
- Trächtigkeit
- Welpen und Junghunden bis zu 1 Jahr
- Lähmungen oder Gleichgewichtsstörungen
- Entzündungen oder Geschwüren
- Tumoren
- Herz-Kreislauf-Schwäche

Wohlfühl-Regel 3: Massieren Sie niemals direkt auf dem Rückgrat! Damit könnten Sie Nerven oder Wirbel verletzen. Das **Rückgrat** bleibt immer unberührt – Sie massieren nur die Muskeln daneben und halten immer genügend Abstand zur Wirbelsäule.

Tipp: Massieren Sie anfangs mit ganz leichtem Druck und mit langsamen, gleichmäßigen Bewegungen. Wenn Ihr Hund sich an diese Behandlung gewöhnt hat, können Sie den Druck etwas verstärken – aber achten Sie darauf, dass es nicht zu viel wird! Üben Sie erst einmal bei einer Freundin oder einem Freund, der Ihnen genau sagen kann, welcher Druck noch angenehm ist.

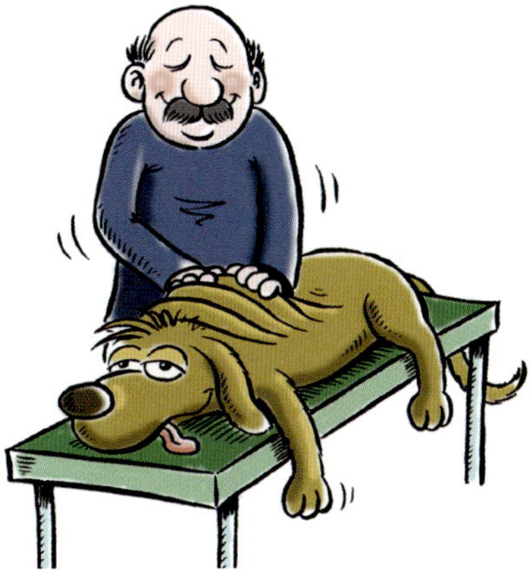

Es gibt **verschiedene Massagetechniken**, die Sie bei Ihrem Hund selbst anwenden können – am besten in der hier genannten Reihenfolge:

- Ausstreichen
- Rückenmassage
- Entspannende Oberschenkelmassage
- Knetende Oberschenkelmassage
- Massage der Vorderbeinmuskulatur
- Ausstreichen

Bevor Sie mit der Massage beginnen, sollte Ihr Hund ruhig und **entspannt** sein. Sie selbst sollten sich genügend Zeit nehmen und nicht unter Stress stehen. Nehmen Sie Ihre Ringe, Armreifen und Armbanduhr ab, damit Sie den Hund damit nicht verletzen. Beobachten Sie Ihren Hund während der Massage und entwickeln Sie ein Gefühl dafür, ob seine Muskeln sich zunehmend entspannen. Sollte das nicht der Fall sein, massieren Sie vielleicht zu fest – üben Sie dann weniger Druck aus. Massieren Sie mit ruhigen, gleichmäßigen Bewegungen.

Für einen normal aktiven Hund reicht eine Massageeinheit pro Woche. Empfehlenswert ist es, jeder Muskelgruppe ein paar Minuten zu widmen, sodass eine **Massageeinheit** zwischen 15 und 30 Minuten dauert. Hunde, die Agility-Turniere mitmachen oder auf der Rennbahn laufen, und Arbeitshunde wie Hütehunde können auch zweimal pro Woche massiert werden. Das fördert die Muskeldurchblutung und den Stoffwechsel im Muskel und beugt Verletzungen vor.

Ausstreichen

Vor Beginn jeder Massage und am Ende jeder Massage steht das Ausstreichen. Das Ausstreichen wirkt **beruhigend**, **entspannend** und **schlaffördernd**. Reiben Sie zunächst Ihre Hände aneinander, bis sie schön warm sind. Dann streichen Sie mit den flachen Händen langsam und mit leichtem Druck sanft vom Halsansatz über den Rumpf, den Bauch und alle vier Beine. Ihre Hände schmiegen sich sanft an die Körperformen des Hundes an. Wiederholen Sie das Ausstreichen drei- bis viermal, bis Sie spüren, wie sich der Hund unter Ihren Händen entspannt. Achten Sie darauf, dass immer mindestens eine Hand Hautkontakt mit dem Hund hat – ständiges Loslassen und wieder Anfassen macht Hunde eher nervös als entspannt. Das Ausstreichen wärmt die Muskulatur vor für die Massage und entspannt die Muskeln im Anschluss an die Massage.

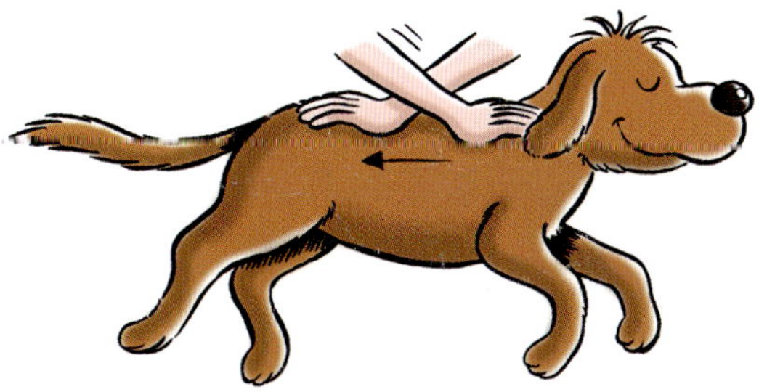

Beim Ausstreichen gleiten die Hände abwechselnd mit sanftem Druck vom Hals über den Rumpf und über die vier Beine. Eine Hand ist dabei immer in Kontakt mit dem Hund.

Rückenmassage

Diese Massage wirkt auf die Sehnen und Muskeln unterhalb der Hautschicht. Sie lockert Verspannungen.

Ausgangsposition: Der Hund liegt in Seitenlage, und Sie knien neben seinem Rücken.
Technik: Legen Sie beide Hände übereinander und flechten Sie die Finger ineinander (siehe unten). Dann bewegen Sie die flach aufgelegten Fingerspitzen in einem kleinen Kreis mit gleichmäßigem, leichtem Druck so, dass nicht die Finger über das Fell gleiten, sondern so, dass sich die Haut über der Muskulatur verschiebt. Setzen Sie die Finger in einem flachen Winkel auf, denn wenn Sie zuviel Druck ausüben, können Sie Ihrem Hund Schmerzen zufügen. Jeder kleine Kreis sollte etwa eine bis zwei Sekunden dauern. Arbeiten Sie sich in solchen kleinen Kreisen vom Nacken bis zur Schwanzwurzel vor und massieren Sie dann von der Schwanzwurzel in kleinen Kreisen zurück bis zum Nacken.
Achtung: Die **Wirbelsäule** selbst darf nicht massiert werden. Beobachten Sie genau, ob Ihr Hund Zeichen von Unwohlsein zeigt; verringern Sie sofort den Druck.
Dauer: Jeder kleine Kreis dauert ein bis zwei Sekunden. Massieren Sie in aller Ruhe etwa 2 bis 3 Minuten lang.

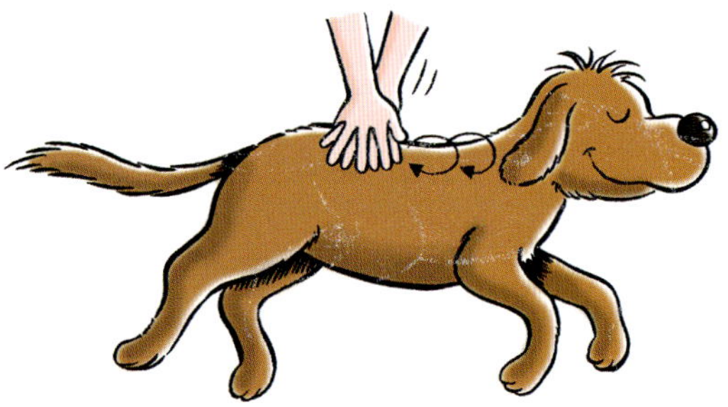

Bei der Rückenmassage arbeiten Sie nur mit den Fingerspitzen der Hände und mit leichtem Druck in kleinen, kreisförmigen Bewegungen.

Entspannende Oberschenkelmassage

Diese Massage erwärmt die Oberschenkelmuskulatur, verbessert die Blutzirkulation und bereitet sie auf die knetende Massage vor. Die verbesserte Blutzirkulation führt zu einem besseren Abfluss von Lymphflüssigkeit.

Ausgangsposition: Der Hund liegt in Seitenlage, und Sie knien neben seinem Hinterteil.
Technik: Legen Sie eine Hand so auf den Oberschenkelmuskel, dass Sie fast die ganzen Finger für kleine, kreisförmige Massagebewegungen benutzen können. Der Druck sollte dabei etwa in einem Winkel von 20 bis 30 Grad ausgeübt werden, nicht direkt von oben. Massieren Sie so den vorderen, den hinteren und den inneren Oberschenkelmuskel.
Achtung: Üben Sie keinen Druck auf das Hüftgelenk, das Kniegelenk oder die Wirbelsäule aus.
Dauer: Für einen Oberschenkel sollten Sie etwa 2 bis 4 Minuten Massage einplanen.

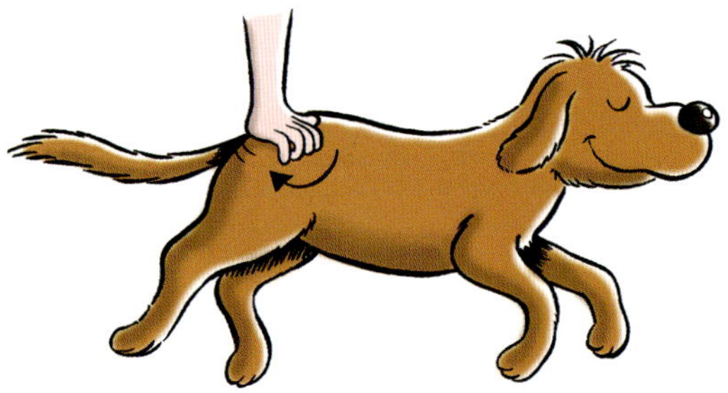

Bei der entspannenden Oberschenkelmassage führen die Finger der aufgelegten Hand kleine, kreisförmige Massagebewegungen aus.

Knetende Oberschenkelmassage

Diese Massage lockert die Oberschenkelmuskulatur tiefer als die entspannende Oberschenkelmassage.

Ausgangsposition: Der Hund liegt in Seitenlage, Sie knien neben seinem Hinterteil.
Technik: Legen Sie beide Hände dicht nebeneinander hoch oben auf den hinteren Schenkelmuskel. Jetzt schieben Sie mit dem rechten Handballen den Muskel von sich weg, gleichzeitig ziehen Sie ihn mit den Fingern der anderen Hand zu sich heran. Dann wird gewechselt: Rechts ziehen Sie mit den Fingern, links drücken Sie sanft mit dem Handballen. Arbeiten Sie mit dieser Technik langsam und ruhig den Muskel bis kurz über das Kniegelenk durch. Dann schließen Sie die gleiche Massagetechnik für den vorderen Oberschenkelmuskel an.
Achtung: Üben Sie beim Kneten nicht zu viel Druck aus, und zerren Sie nicht an der Muskulatur, sondern arbeiten Sie mit ruhigen, gleichmäßigen, sanften Bewegungen. Probieren Sie auch diese Technik erst einmal an einem Menschen in Ihrer Umgebung aus, damit Sie ein Gefühl dafür bekommen, welcher Druck noch angenehm ist. Üben Sie keinen Druck auf die Gelenke an Knie und Hüfte aus.
Dauer: Planen Sie für das Durchkneten eines Oberschenkels etwa 2 bis 4 Minuten ein.

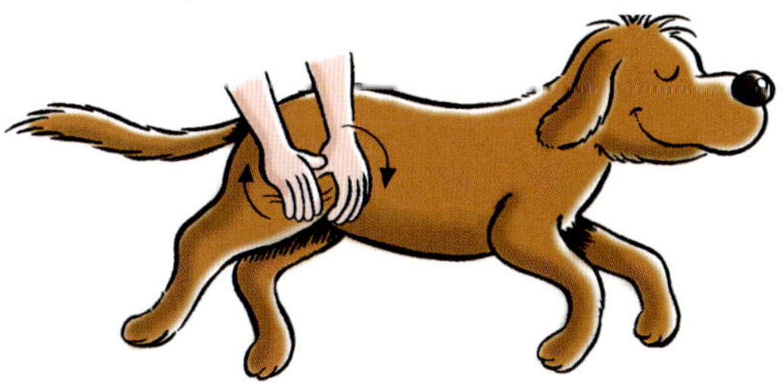

Bei der knetenden Oberschenkelmassage bearbeiten Sie den Muskel mit dem Handballen der einen Hand und den entgegengesetzt einwirkenden Fingern der anderen Hand. Massieren Sie ganz sanft.

Massage der Vorderbeinmuskulatur

Mit dieser Massagetechnik lassen sich Verspannungen im oberen Bereich des Vorderbeins lockern. Gleichzeitig erhöht sich dadurch die Elastizität der Muskulatur.

Ausgangsposition: Der Hund liegt in Seitenlage, und Sie knien neben seinen Schulterblättern.
Technik: Legen Sie Ihre rechte Hand so um den Muskel oberhalb des Ellbogens, dass der Daumen oben auf dem Muskel liegt und die restlichen Finger das Bein von unten/innen stützen. Üben Sie dann mit dem Daumen leichten Druck aus und lassen Sie ihn mit einer gleichzeitigen Drehung des Handgelenks halbkreisförmig Richtung Ellbogengelenk gleiten. Beginnen Sie weit oben und arbeiten Sie in Richtung Ellbogengelenk.
Achtung: Diese Massage hat eine enorme Tiefenwirkung. Beginnen Sie sehr sanft, steigern Sie den Druck von Massage zu Massage nur ganz allmählich und behalten Sie Ihren Hund gut im Auge. Sobald er Zeichen von Unwohlsein zeigt, verringern Sie den Druck sofort wieder. Üben Sie keinen Druck direkt auf das Ellbogengelenk aus.
Dauer: Jede Daumenbewegung sollte etwa eine Sekunde dauern. Massieren Sie jedes Vorderbein maximal 1 bis 2 Minuten.

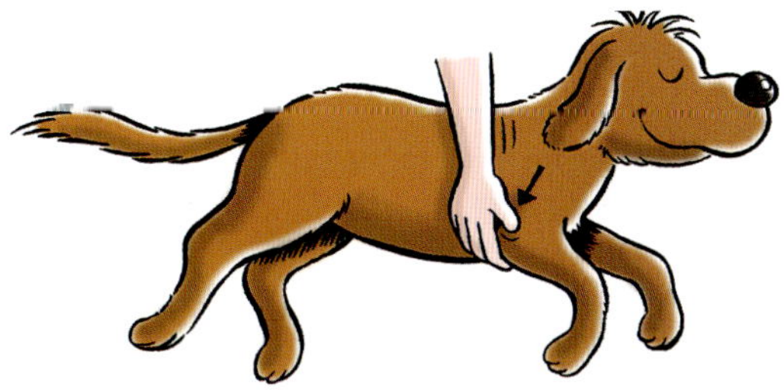

Der Daumen knetet die Vorderbeinmuskulatur in sanften kleinen Kreisen von der Schulter Richtung Ellbogen. Bitte arbeiten Sie sanft und vorsichtig.

Abschluss der Massage

Nach der Massage einer Seite bringen Sie den Hund über das Signal PLATZ auf die andere Seite in Seitenlage und widmen sich der zweiten Seite genauso wie der ersten.
Wenn Sie mit der Massage fertig sind, schließt sich nochmals ein **Ausstreichen** an, wie es anfangs beschrieben wurde. Das Ausstreichen zum Abschluss ist wichtig, um die Muskulatur zu entspannen. Es dient auch als Abschluss-Signal für die Massage – also bitte nicht vergessen!
Nach der Massage lassen Sie Ihren Hund ruhen, wenn er möchte. Bei manchen Hunden wirkt die Massage allerdings auch sehr anregend auf den Verdauungstrakt – wenn Ihr Hund also raus möchte nach der Massage, sollten Sie mit ihm ruhig noch eine kleine Runde um den Block gehen.

Beobachten Sie Ihren Hund am nächsten Tag: Bewegt er sich leicht und mühelos? Dann haben Sie alles richtig gemacht! Und wie reagiert er, wenn Sie ihn das nächste Mal aufs Massagehandtuch bitten? Ist er entspannt und vertrauensvoll? Dann ist alles in Ordnung. Sollte Ihr Hund sich am Tag nach der Massage zögerlich bewegen und beim Anblick des Massagehandtuchs die Flucht ergreifen, dann haben Sie zu viel Druck ausgeübt. Versuchen Sie es nach ein paar Tagen Pause mit ganz, ganz sanften Bewegungen erneut!

Stretching

Behalten Sie mal Ihren Hund ganz genau im Auge: Bei vielen Hunden kann man natürliche **Stretching-Bewegungen** beobachten. Nach dem Schlafen dehnen sie ihre Beinmuskeln vorne durch die Vorderkörper-Tiefstellung, bei der das Hinterteil oben bleibt. Oft werden auch beim Liegen auf der Seite die Beinmuskeln gedehnt durch ein Überstrecken der Vorderläufe nach vorne. Und meine Hündin Dusty zählt zu den Stretching-Experten unter den Hunden: Sie dehnt die Hüftmuskulatur, indem sie aus dem Stand mit den Vorderbeinen immer weiter nach vorne trippelt, die Hinterbeine aber stehen lässt. Dabei macht sie sich so richtig schön lang, bis hinten die Zehen wegrutschen und sie platt auf dem Bauch liegt mit nach hinten gestreckten Hinterbeinen, die Pfotenballen zeigen nach oben. So bleibt sie dann ganz entspannt und zufrieden liegen.
Sie können Ihren Hund beim sanften Stretching der hinteren Vorderbeinmuskulatur ganz vorsichtig unterstützen: Wenn er auf der Seite liegt, legen Sie sanft eine Hand um das Ellbogengelenk, die andere um das Vorderbein unterhalb des Ellbogens. Dann dehnen Sie das Bein sanft und langsam auf Ellbogenhöhe gestreckt nach vorne. Viele Hunde nehmen den Impuls auf und gehen von selbst in die gedehnte Stretching-Haltung. Halten Sie die Dehnposition für etwa 15 Sekunden, dann lösen Sie die Spannung sanft. Das Stretching für Hüft- und Hinterbeinmuskulatur ist schwieriger – lassen Sie sich das von einem Hunde-Physiotherapeuten zeigen, damit Sie nichts falsch machen.

Achtung: Bitte führen Sie die Stretching-Übungen ganz sanft und vorsichtig aus! Probieren Sie, ob Ihr Hund den „Stretching-Vorschlag" aufgreift und von selbst in die Dehnstellung geht – dann machen Sie es auf jeden Fall richtig. Falls Ihr Hund das Stretching unangenehm findet und das Bein wegzieht, brechen Sie sofort ab.
Dehnen Sie nur vorgewärmte Muskeln. Zum Vorwärmen eignet sich eine leichte Massage. Sie können aber auch ein aufgewärmtes Körnerkissen oder eine Wärmflasche für ein paar Minuten auflegen, bevor Sie mit dem Stretching beginnen. Bei Hunden, die aktiv sind und sportliche Höchstleistungen bringen, kann das Stretching die Verletzungsgefahr senken. Bauen Sie kleine Stretching-Einheiten nach dem Aufwärmen und vor dem Training ein. Nach dem Training fördert das Dehnen die Regeneration der beanspruchten Muskulatur.

6 Rundum gesund: Der Gesundheits-Check

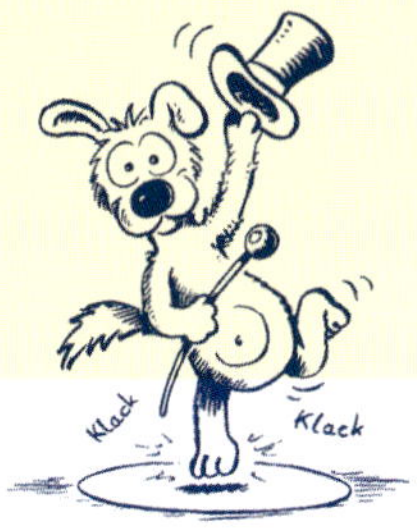

Wohlfühlen setzt Gesundheit voraus – nur wer gesund ist, fühlt sich auch so richtig wohl. So geht es Ihnen, und Ihrem Hund geht es ganz genauso: Wenn er rundherum gesund ist und dann noch jeden Tag viel Bewegung und Kontakt zu Menschen und Hunden hat, dann ist er mittendrin in seinem Hunde-Wellness-Bereich! Die wichtigsten Punkte für regelmäßige Gesundheits-Checks finden Sie in diesem Kapitel.

Damit Ihr Hund sich in seiner Haut so richtig wohl fühlt, sollten Sie folgende Körperbereiche regelmäßig im Gesundheits-Check prüfen und, falls notwendig, Pflegemaßnahmen ergreifen:

- Ohren
- Augen
- Zähne
- Krallen
- Pfoten
- Haut und Fell

Saubere Ohren

Hat Ihr Hund so richtig schöne, weiche Schlappohren? Dann sollten Sie diesen beiden Körperteilen besondere Aufmerksamkeit widmen, denn Hunde mit Hängeohren bekommen leichter Ohrenentzündungen als ihre Artgenossen mit

Stehohren. Bei manchen Rassen wie Bobtails oder Bearded Collies kommt es im Ohr zu starkem Haarwuchs, andere Rassen wie Golden Retriever oder Leonberger neigen zu stärkerer Sekretbildung. Bei diesen Hunden sollten die Ohren unbedingt alle 14 Tage kontrolliert und gegebenenfalls mit einem Tuch gereinigt werden, das Sie mit ein wenig Babyöl anfeuchten.

Hunde haben ein viel empfindlicheres **Gehör** als wir Menschen. Ihr Frequenzspektrum umfasst 35 000 Hertz, es ist damit etwa doppelt so groß wie bei uns Menschen. Deshalb kann ein Hund viele Geräusche viel genauer zuordnen als wir, und er kann auch Geräusche hören (z.B. eine Hundepfeife), die wir gar nicht mehr wahrnehmen können, weil unser Ohr diesen Frequenzbereich nicht mehr erfasst. Außerdem kann Ihr Hund seine Ohren in Richtung einer Geräuschquelle drehen und diese damit viel genauer orten als Sie – oder können Sie Ihre Ohren genau so weit drehen wie Ihr Hund?

Hörtest: Überprüfen Sie regelmäßig, ob Ihr Hund einwandfrei hört. Nein, rufen Sie nicht laut seinen Namen – nur wenige Hundebesitzer können garantieren, dass ihr Hund immer kommt, wenn sie ihn rufen! Verwenden Sie ein leises Geräusch, das Ihrem Hund etwas ganz, ganz Tolles signalisiert. Bei manchen Hunden funktioniert das zum Beispiel prima mit dem Öffnen der Kühlschranktür (weil da ja die leckeren Würstchen drin wohnen), bei meinem ist es das ganz leise Knackgeräusch beim Schälen einer Banane, das ihn sofort aus dem hintersten Winkel der Wohnung herbeilockt (weil Bananen die Lieblings-Belohnung sind). Wenn Sie noch kein solches leises Testgeräusch haben, können Sie eines installieren: Nehmen Sie eine kleine Plastik- oder Blechdose und füllen Sie diese mit besonders leckeren Belohnungshäppchen. Aus dieser Dose geben Sie Ihrem Hund jedes Mal nach dem Öffnen ein kleines Leckerli. Sie werden sehen, nach kürzester Zeit kommt Ihr Hund sofort, wenn er das leise Öffnen „seiner" Dose hört! Sollte Ihr Hund eines Tages nicht mehr auf dieses „Lieblingsgeräusch" reagieren, dann ist es dringend Zeit für einen Besuch beim Tierarzt zur Kontrolle der Ohren.

Eine andere Kontrolle der Ohren können Sie ebenfalls selbst durchführen: die **Geruchskontrolle**. Ein gesundes Hundeohr riecht nach gar nichts oder ganz normal eben ein bisschen nach Hund. Wenn Sie aber am Ohr Ihres Hundes riechen und einen stark süßlichen oder säuerlichen Geruch wahrnehmen, dann sollten Sie die Ohrmuschel mal von innen besichtigen.

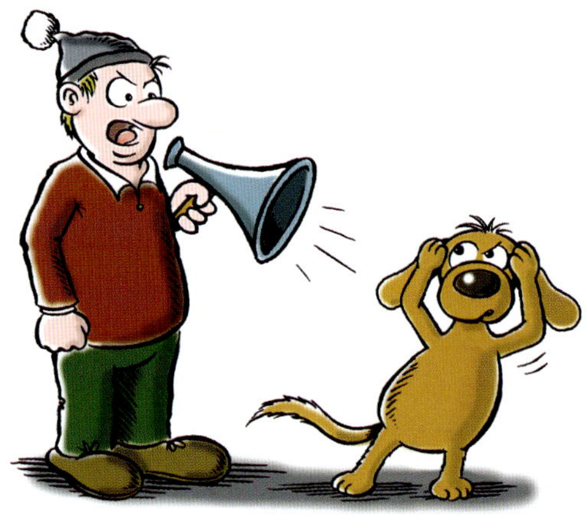

„Warum brüllt der nur immer so laut? Ich kann ihn doch prima hören!"

Ohrenkontrolle: Schauen Sie regelmäßig in die Ohren Ihres Hundes und riechen Sie auch daran.

Rechts: Nach dem wunderbaren Schlammbad schüttelt sich dieser Mischling, um das Wasser aus Fell und Ohren zu entfernen.

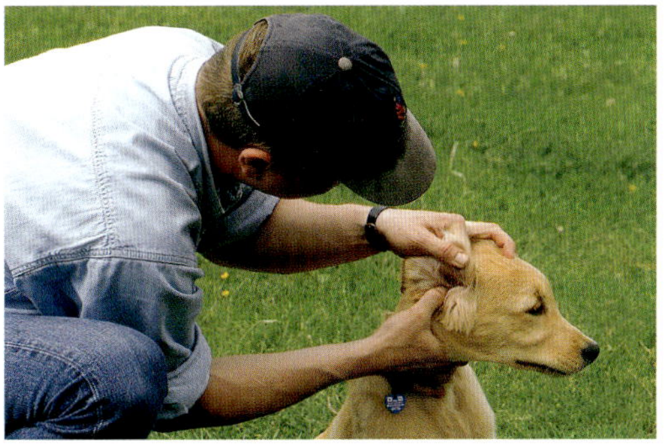

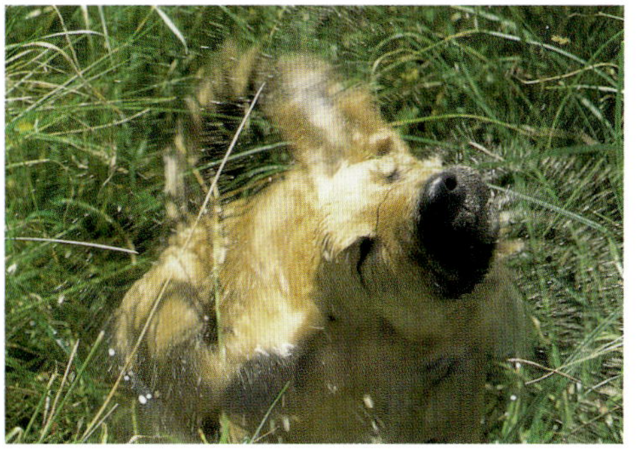

Wenn sich dort bräunliche oder grauschwarze Ablagerungen befinden, ist es Zeit für einen Besuch beim Tierarzt. Er kann abklären, ob es sich um Bakterien, Pilze oder Milben handelt, und er wird Ihnen die geeigneten Ohrentropfen oder Salben mitgeben.

Wohlfühl-Regel 1: Niemals mit Wattestäbchen im Ohr Ihres Hundes herumstochern! Damit verfestigen Sie die Ablagerungen und schieben sie tiefer in den Gehörgang, was zu Entzündungen führen kann. Die Ohrmuschel nur sanft mit einem in Babyöl getauchten **Tuch** reinigen. Und nur die Bereiche säubern, die Sie mit dem Finger erreichen.

Wohlfühl-Regel 2: Wenn Ihr Hund sehr oft den Kopf schüttelt, kann das auf eine **Ohrenentzündung** durch Bakterien, Pilze oder Milben hinweisen, denn mit dem Schütteln versucht er, die Ablagerungen herauszuschlenkern. Schauen Sie sich die Ohren an und gehen Sie bei Bedarf zum Tierarzt.

Wohlfühl-Regel 3: Ihr Hund schwimmt gerne? Dann achten Sie darauf, dass Sie die Ohren hinterher gut trocknen. Wenn Ihr Hund während des Schwimmens **Wasser ins Ohr** bekommt, schüttelt er es normalerweise hinterher heraus. Sollte Ihr Hund plötzlich mit ganz schräg gehaltenem Kopf aus dem Wasser kommen und möglicherweise sogar unsicher gehen, so hat er Wasser ins Innere des Ohrs bekommen. Im Innenohr befindet sich die Regulierungsstelle für das Gleichgewichtsgefühl, und wenn das gestört wird, müssen Sie bitte sofort mit Ihrem Hund zum Tierarzt fahren!

Tipp: Manche Hunde haben superlange Schlappohren mit langem Fellbehang – beispielsweise einige Windhundrassen, Cocker Spaniels oder Bassetts. Wenn beim Fressen immer die Ohren mit ins Futter hängen, müssen Sie sie hinterher reinigen. Das können Sie sich ersparen, indem Sie solche Langohren aus Reise-Wasserschüsseln füttern: Diese haben einen breiten Plastikrand, der nur in der Mitte eine kleine Öffnung für die Schnauze freilässt. Da bleiben die Ohren sauber. Manche Hundebesitzer ziehen Ihren Langohr-Hunden vor dem Füttern eine Art weiche Stulpe über den Kopf, damit die Ohren nicht ins Futter hängen – wenn Ihr Hund damit einverstanden ist, können Sie auch diese Methode benutzen.

Strahlende Augen

Bekommen Sie bei Zugluft schon mal eine Bindehautentzündung? Tränen Ihre Augen leicht, wenn Sie erkältet sind? Ihrem Hund geht es nicht anders. Vor allem bei Autofahrten mit geöffneten Fenstern oder – ganz schick – im offenen Cabrio fangen sich Hunde leicht eine Bindehautentzündung ein. Aber auch Allergien, beispielsweise gegen Gräserpollen, können zu einer **Rötung** der Bindehaut führen. Kontrollieren Sie deshalb immer wieder die Augen: Sind die Bindehäute stark gerötet und bildet sich morgens nach dem Schlafen ein gelbes Eiterklümpchen im inneren Augenwinkel, sollten Sie zum Tierarzt gehen. Er verschreibt Ihnen eine geeignete Salbe oder Augentropfen, damit diese Entzündung rasch ausheilt. Gerade mit der Bindehautentzündung sollte man vorsichtig sein, denn wenn sie länger besteht, kann sie das Auge schädigen.

Kontrollieren Sie auch immer mal wieder, ob Ihr Hund noch gut sehen kann – besonders im Alter lässt die **Sehkraft** oft sehr nach, aber viele Hunde kompensieren das über die Orientierung mithilfe ihres ausgezeichneten Geruchssinns, sodass Sie es vielleicht gar nicht gleich bemerken. Es gibt aber ein paar einfache Tests:

Sehtest 1: Hat Ihr Hund gelernt, kleine **Leckerchen** zu fangen, die Sie ihm zuwerfen? Wenn er dabei plötzlich immer öfter daneben in die Luft schnappt, sollten Sie seine Augen beim Tierarzt untersuchen lassen.

Sehtest 2: Ziehen Sie Gummihandschuhe an, um jede Geruchsspur zu vermeiden, stellen Sie sich hinter Ihren Hund und lassen Sie einen **Wattebausch** so vor Ihrem Hund in Richtung Boden sinken, dass er Ihre Hand dabei nicht sehen

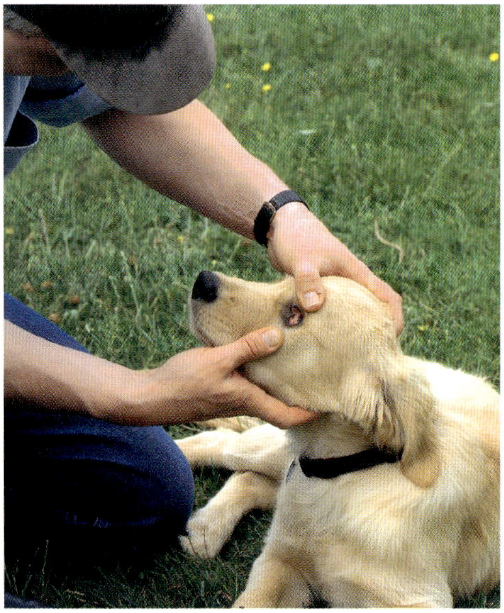

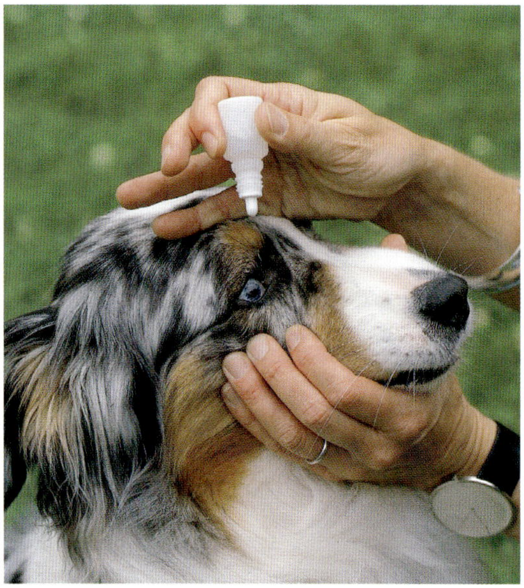

Links: Zur Augenkontrolle ziehen Sie die Augenlider sanft etwas nach unten und oben, um die Bindehaut zu betrachten. Wenn Sie dort mehrere Tage hintereinander eine stärkere Rötung sehen, sollten Sie zum Tierarzt gehen wegen der Gefahr einer Bindehautentzündung.

Rechts: Beim Verabreichen von Augentropfen halten Sie das Fläschchen so weit nach oben und hinten, dass Ihr Hund es nicht sehen kann. Stützen Sie sich mit der Handkante sanft über seinem Auge ab, damit die Tropfen gut ins Auge treffen.

kann. Ein Wattebausch eignet sich, weil er kein Geräusch verursacht beim Fallen. Schaut Ihr Hund dem Wattebausch nach, der vor ihm zu Boden segelt? Dann ist alles gut. Starrt er unbeirrt geradeaus? Dann ist der Besuch beim Tierarzt sinnvoll, um abzuklären, woran das liegen kann.

Wenn die Augen in Ordnung sind, reicht es, ab und zu mit einem weichen, sauberen Tuch die Augenumgebung zu reinigen. Bei Tieren mit stärkerem Tränenfluss sollten Sie das regelmäßig machen, damit sich keine hässlichen **Tränenstraßen** im Fell bilden.

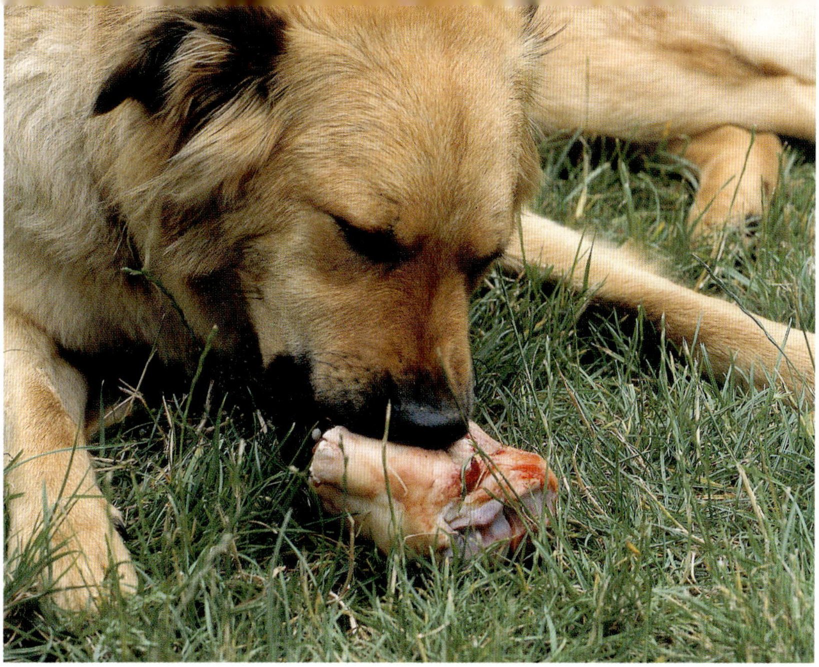

Das Nagen an Kalbs-Röhrenknochen entfernt Zahnbeläge und Zahnstein.

Blitzblanke Zähne

Fühlen Sie sich erst so richtig frisch, wenn Sie morgens die Zähne geputzt haben? Finden Sie es unangenehm, wenn sich Zahnstein auf Ihren Zähnen festgesetzt hat? Und haben Sie seit Ihrem ersten Zahnarztbesuch Angst vor dem Zahnarzt? Ihrem Hund geht es spätestens nach der ersten Zahnreinigung beim Tierarzt vermutlich ähnlich. Das können Sie ihm ersparen, wenn Sie sich rechtzeitig um die Pflege seines Gebisses kümmern.

Es gibt Hunde, die ihr Leben lang nie unter **Zahnstein** leiden. Die Medizin geht davon aus, dass bei bestimmten Hunden die Speichelzusammensetzung die Bildung von Zahnstein verhindert. Herzlichen Glückwunsch, wenn Ihr Hund dazugehört, denn dann brauchen Sie sich um die Zahnpflege keine Gedanken zu machen! Die Mehrzahl der Hunde entwickelt aber im Alter Zahnstein. Starker Zahnstein muss vom Tierarzt entfernt werden, in schweren Fällen sogar unter Narkose. Am sichersten verhindern Sie das durch regelmäßige Zahnpflege ab dem Welpenalter.

Kauvergnügen

Sie fragen sich, wie Wölfe in freier Wildbahn ihre Zähne reinigen? Nicht mit der Zahnbürste, das ist klar – aber sie haben etwas, was genauso gut wirkt wie eine Zahnbürste. Wölfe zerkauen viele Teile ihrer Beutetiere, insbesondere Sehnen und Knorpel. Sehnen sind faserig und zäh und funktionieren fast wie Zahnseide. Knorpel dagegen sind hart und kalziumhaltig, beim Kauen säubern sie den Zahnschmelz wie eine Zahnbürste.

Für Ihren Vierbeiner, der sich ja keine Beutetiere fängt, gibt es Ersatzmaterialien mit ähnlicher Wirkung: Im Hundefachgeschäft finden Sie lange Regale voller **Kauknochen**, getrockneter Schweineohren, getrockneter Rinderpenisse („Ochsenziemer“ genannt), getrockneter Rinderkopfhaut usw. Es gibt auch spezielle, künstlich hergestellte **Zahnreiniger** von der Futtermittel-Industrie in Strip- oder Knochenform. All diese Substanzen muss Ihr Hund sehr lange kauen, und dabei werden seine Zähne gereinigt.

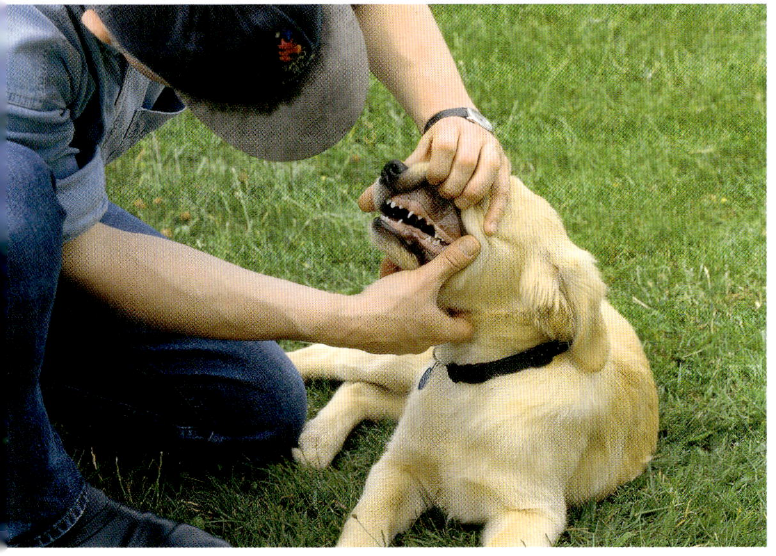

Gewöhnen Sie schon Ihren Welpen an die Zahnkontrolle. Dann können Sie das Gebiss regelmäßig überprüfen und bei Zahnsteinbildung durch regelmäßiges Zähneputzen Schäden vermeiden.

Natürlich können Sie Ihrem Hund auch **Kalbs-Röhrenknochen** vom Fleischer zur Zahnreinigung geben, am besten mitsamt dem Gelenkknorpel – allerdings höchstens ein- bis zweimal pro Monat, weil Knochenmahlzeiten leicht zu Verstopfung führen können. Wirbelknochen und Hühnerknochen sollten Sie nicht verfüttern, sie können leicht splittern und dann zu inneren Verletzungen führen.

Es gibt auch **Kauspielzeug** aus Kunststoff. Das sollten Sie aber nur verwenden, wenn Sie sicher sind, dass Ihr Hund keine Teile davon verschluckt, denn diese können im Verdauungstrakt gefährliche Schäden verursachen.

Tipp: Das Zerkauen von zähen Materialien ist für die meisten Hunde ein Riesenspaß – Wellness pur sozusagen!

Wohlfühl-Regel 1: Probieren Sie aus, was Ihrem Hund am besten schmeckt und was Sie selbst geruchlich akzeptieren können – manche dieser **Trockenmaterialien** haben einen intensiven Eigengeruch. Geben Sie ihm ein- bis zweimal pro Woche solch einen „Zahnreiniger".

Wohlfühl-Regel 2: Achten Sie darauf, dass Ihr Hund diese Produkte wirklich **gut kaut** und nicht einfach hinunterwürgt – erstens reinigt das natürlich die Zähne nicht, und zweitens kann das zu Verdauungsproblemen wie Erbrechen oder Verstopfung führen.

Tipp: Wenn Sie ein Anhänger artgerechter und naturnaher Fütterung sind, können Sie Ihrem Hund auch weiche Knorpel, z.B. Hühnerhälse oder Luft- und Speiseröhren vom Rind zum Kauen geben. Solche Materialien erhalten Sie beim Fleischer auf Anfrage, er besorgt sie dann vom Schlachthof. Achten Sie bei der Verfütterung dieser Frischsubstanzen darauf, dass sie wirklich frisch sind, und verfüttern Sie bitte niemals rohe Teile vom Schwein, denn dabei kann Ihr Hund sich mit der Aujeszkyschen Krankheit infizieren, einer Virusinfektion, die dem Schwein nicht schadet, für den Hund aber immer tödlich verläuft.

Zähneputzen

Ja, Sie lesen richtig: Am besten sollten Sie Ihrem Hund regelmäßig die Zähne putzen! Idealerweise gewöhnen Sie ihn schon als Welpen daran. Bei den Milchzähnen, die ja etwa im Alter von 4 bis 6 Monaten ausfallen, ist das Zähneputzen zwar nicht nötig – aber was Ihr Hund als Welpe gelernt hat, das akzeptiert er auch als erwachsener Hund. Kaufen Sie im

Hundefachgeschäft eine spezielle Hundezahnbürste und Hundezahncreme.
Es gibt zwei **Zahnbürstenmodelle**: Modell 1 ist sehr lang und hat zwei Borstenköpfe – einen langen für die Außenseite der Zähne und einen kurzen für die Innenseite der Zähne. Damit kommen Sie gut an die hinteren Backenzähne. Modell 2 besteht aus einem hohlen Zylinder, den man sich über den Zeigefinger stülpt. An der Spitze sitzt die kleine Bürste. Damit lassen sich die Zähne mit mehr Druck reinigen.
Die Hundezahncreme hat mehr Schleifpartikel als unsere Menschenzahncremes – und oft beinhaltet sie auch ein paar Geschmacksstoffe. Meine Hündin Dusty liebt den Geschmack so sehr, dass sie sich richtig aufs Zähneputzen freut!
Kaum nehme ich die Tube in die Hand, steht sie schon da und leckt sich die Lefzen.

Wohlfühl-Regel 1: Üben Sie das Zähneputzen schon beim Welpen. Gewöhnen Sie ihn mit viel Geduld Schritt für Schritt daran. **Schritt 1:** Zahnbürste mit Zahnpasta drauf beschnuppern lassen, wenn er mag, darf er die Zahnpasta ablecken. **Schritt 2**: Zahnbürste ganz vorsichtig kurz außen an seine Zähne halten – dann gibt es schon eine Belohnung! **Schritt 3**: Ganz kurz mit der Zahnbürste vom Zahnfleisch zur Zahnkrone bürsten – und wieder belohnen! **Schritt 4**: Etwas länger bürsten und allmählich auch die hinteren Backenzähne einbeziehen. **Schritt 5**: Das Schwierigste: Die Innenseiten der Zähne putzen. Üben Sie das ganz vorsichtig, und wenn Ihr Hund gut stillhält, geben Sie ihm einen tollen Jackpot als Belohnung.

Wohlfühl-Regel 2: Optimal ist es natürlich, wenn Sie Ihrem Hund **täglich** die Zähne putzen. Wenn Sie das nicht hinbekommen, putzen Sie die Zähne Ihres Hundes wenigstens einmal pro Woche.

Pfoten und Krallen

Was tut Ihnen weh nach einem langen Stadtbummel oder einem anstrengenden Arbeitstag? Manchmal der Rücken – aber meistens die Füße. Und was meinen Sie, wie es Ihrem Hund geht? Er läuft Tag für Tag barfuß mit 4 Pfoten über heißen Asphalt oder durch knirschend kalten Schnee, durch Regen und Matsch, über pieksenden Rollsplitt oder über scharfkantige Felsen. Meistens macht ihm das nichts aus, denn die Natur hat mit den Ballenpolstern dafür gesorgt, dass er weich auftritt, und die Krallen sorgen für Halt. Aber es gibt ein paar Situationen, in denen Sie den Pfoten besondere Aufmerksamkeit zukommen lassen sollten.

Wohlfühl-Regel 1: Kontrollieren Sie die Pfoten, sobald Ihr Hund hinkt oder daran leckt. Schauen Sie gründlich **zwischen den Pfotenballen** nach, ob er sich vielleicht einen Dorn oder einen Glassplitter hineingetreten hat. Wenn ja, entfernen Sie ihn so schnell wie möglich, am besten mit einer Pinzette.

Wohlfühl-Regel 2: Wenn Sie im Winter öfter auf salzgestreuten Straßen unterwegs sind, sollten Sie die Pfoten vor dem Spaziergang mit **Pfotenschutzcreme** oder einfacher Vaseline einfetten. Nach dem Spaziergang unbedingt die Pfoten gründlich abwaschen, denn das Salz kann die Schutzschicht der Pfoten angreifen. Außerdem lecken viele Hunde das Salz ab, was auch nicht gerade gesund ist. Rollsplitt kann im Winter leicht zu kleinen Verletzungen führen, in denen das Salz dann richtig böse brennt.
Waschen Sie die Pfoten in einem kleinen Eimer mit sauberem, lauwarmem Wasser aus oder reinigen Sie sie gründlich unter der Dusche.

Wohlfühl-Regel 3: Falls Sie mit Ihrem Hund lange Radtouren oder Wanderungen in sehr scharfkantigem Gestein planen oder aber ausgedehnte Wintertouren in verharschtem Schnee, sollten Sie ihn an **Pfotenschutz-Schuhe**, sogenannte „Booties", gewöhnen. Diese Schuhe sind aus weichem Kunstleder oder aus Neopren, und eigentlich sehen sie eher aus wie Socken. Man stülpt sie über die Pfoten und schließt sie mit einem Klettverschluss oberhalb des Fußgelenkes. Sie schützen die Pfoten sehr gut und sind auch sehr praktisch bei Pfotenverletzungen. Im Sommer können sie bei extremer Hitze ebenfalls Schutz bieten.
Die **Krallen** sind bei einem gesunden Hund eigentlich kein Problem, denn wenn er ausreichend Bewegung hat, laufen sich die Krallenspitzen ab. Bei sehr alten Hunden oder verletzten Hunden, die nicht genügend Auslauf bekommen, müssen die Krallen gelegentlich geschnitten werden. Am besten lassen Sie das vom Tierarzt oder im Hundesalon machen, denn wenn man zu tief schneidet und ein Blutgefäß verletzt, blutet das sehr heftig.

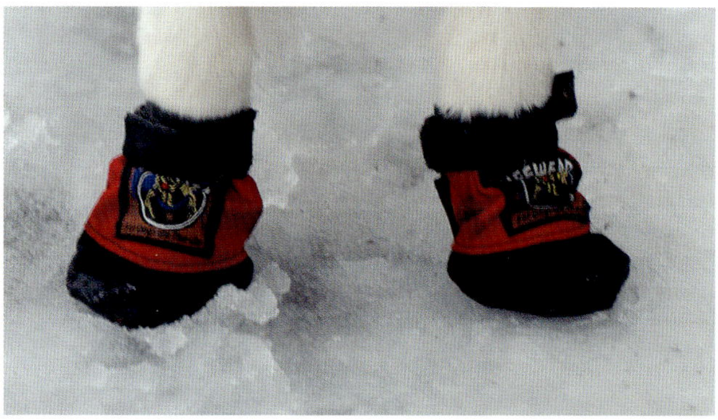

Booties wurden ursprünglich für Schlittenhunde entwickelt, um ihre Pfoten vor harschem Schnee zu schützen. Wenn Ihr Hund daran gewöhnt ist, schützen sie auch im Sommer bei langen Touren oder in scharfkantigem Gestein die Pfoten.

Haut und Fell

Vor allem im Sommer gibt es einige lästige Vertreter des Tierreiches, die sich gerne auf Hunden niederlassen, um von deren Blut zu leben. Sie ahnen schon, um wenn es geht? Ja – es geht um Zecken und Flöhe. Das kleine bisschen Blut, dass diese Parasiten saugen, wird Ihren Hund nicht beeinträchtigen – aber leider übertragen Zecken und Flöhe sehr **gefährliche Krankheiten** auf die Hunde. Deshalb sollten Sie sich um einen möglichst guten Schutz vor diesen Plagegeistern kümmern.

Zecken sind vor allem im Frühjahr und im Frühsommer sehr aktiv und dann nochmals im September, was bedeutet, dass Sie ab den ersten warmen Tagen im März/April bis zu den ersten Frosttagen im Oktober/November mit ihnen rechnen müssen. An trockenen, sehr heißen Sommertagen sind die Zecken nicht aktiv, aber sobald es warm und ein wenig feucht ist, tummeln sie sich im Gras, an Waldrändern, an Bachläufen und Seeufern – also überall dort, wo Hunde am liebsten schnüffeln. Wenn die Zecke einen Hund gefunden hat, sucht sie sich eine geeignete Stelle und beginnt, sich in die Haut zu bohren, um Blut zu saugen. Mit ihrem Speichel überträgt sie Krankheitserreger wie die Bakterien, die **Borreliose** verursachen, oder Einzeller, die die bisher noch seltene **Babesiose** („Hunde-Malaria") auslösen und die Viren, die die Frühsommermeningoencephalitis (**FSME**) hervorrufen. Zecken saugen sich einige Tage lang voll und fallen dann ab. Wenn das im Freien geschieht, können sie sich anschließend weiterentwickeln oder, wenn es bereits erwachsene Weibchen sind, Eier legen. In der Wohnung und im Haus stirbt die bei uns häufigste Zeckenart, der Holzbock (*Ixodes ricinus*), ab. Nur die aus südlichen Ländern eingeschleppten, bisher noch nicht sehr verbreiteten Lederzecken, die die gefährliche Babesiose übertragen, können sich auch im Haus vermehren.

Flöhe sind das ganze Jahr über aktiv. Hunde fangen sich oft Igelflöhe ein, und das geschieht eher im Sommer, wenn die stachligen Gesellen im Garten auf Schneckenfang gehen. Sie können sich aber auch beim Kontakt mit anderen Hunden Hundeflöhe aneignen. Flöhe saugen Blut und verlassen dann ihr Opfer. Das bedeutet, dass sie – im Gegensatz zu den Zecken – in den Schlafplätzen der Hunde leben und dort ihre Eier ablegen, aus denen dann neue Flohlarven schlüpfen. Flöhe übertragen **Bandwürmer**.

Die **Bekämpfung** der Zecken und Flöhe erfolgt heute vorwiegend mit **Spot-On-Präparaten**. Das sind Medikamente, die auf die Haut zwischen den Schulterblättern des Hundes aufgeträufelt werden und sich von dort über die gesamte Hautoberfläche verteilen. Sie sorgen dafür, dass Zecken sich gar nicht erst festsaugen oder dabei absterben. Flöhe werden durch die Substanzen getötet. Weil die Flohlarven aus den Schlafplätzen des Hundes aber noch etwa drei Wochen lang für Flohnachschub sorgen, müssen Sie bei **Flohbefall** zusätzlich **die Schlafplätze** durch speziell dafür entwickelte Umgebungssprays oder durch Waschen bei 60 °C und tägliches Saugen mit dem Staubsauger flohfrei machen. Neben den Spot-On-Medikamenten gibt es auch **Halsbänder**, die mit Medikamenten versehen sind und diese ins Fell des Hundes abgeben.

Junge, Junge – die Flöhe sind heute aber wieder echt am tanzen hier!“

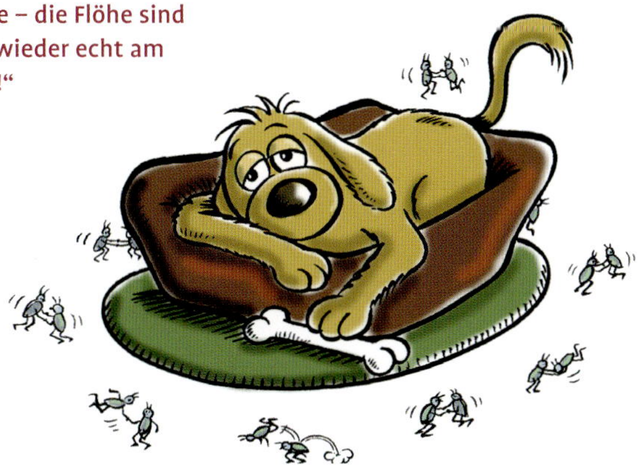

Tipp: Falls Sie keinen medikamentösen Zecken- und Flohschutz verwenden wollen, sollten Sie Ihren Hund auf jeden Fall zwischen April und Oktober täglich genau nach Zecken absuchen. Vorhandene Zecken können Sie mit einer Zeckenzange vorsichtig und ohne Zug herausdrehen. Achten Sie darauf, dabei nicht auf den Zeckenleib zu drücken – sonst „quetschen“ Sie die Krankheitserreger regelrecht in den Stichkanal.

Bei Flohbefall finden Sie **kleine braune Krümel** im Fell des Hundes; das ist eingetrockneter Flohkot. Die meisten Hunde **kratzen** sich häufiger bei Flohbefall, manche reagieren allergisch und bekommen richtige **Ausschläge**, vor allem an der Innenseite der Oberschenkel. Sprechen Sie bei Flohbefall mit Ihrem Tierarzt, denn ohne ärztliche Behandlung haben Sie sonst bald eine Flohplage in Ihrer Wohnung, die auch vor Ihren Beinen und Armen nicht Halt macht. Ganz typisch für die kleinen Blutsauger sind übrigens mehrere dicht nebeneinander liegende Stiche, die sehr lange jucken.

Wenn Sie mit Ihrem Hund in **südliche Länder** reisen, kann er sich zudem noch mit anderen gefährlichen Krankheiten infizieren, beispielsweise mit **Leishmaniose** oder der gefährlichen **Herzwurmerkrankung**. Beide werden durch Mücken übertragen. Auch hier helfen entsprechende Spot-On-Präparate, die Sie rechtzeitig vor dem Urlaub auftragen. Fragen Sie Ihren Tierarzt, er wird Sie sicher gerne beraten.

Das Innenleben

Jeder Hund, der draußen unterwegs ist, kann sich mit Wurmeiern verschiedenster Darmparasiten und mit diversen Krankheitserregern infizieren. Es gibt jedoch Möglichkeiten der Vorbeugung, mit denen Sie die Gesundheit Ihres Hundes – und Ihre eigene! – gewährleisten können.

Impfen

Zum Schutz vor gefährlichen Erkrankungen wurde ein grundsätzliches Impfschema entwickelt, das folgendermaßen aufgebaut ist:

Alter	Impfung
6. Woche	Nur bei hohem Infektionsrisiko Vorimpfung gegen Parvovirose und Staupe
8. Woche	1. Grundimpfung gegen Parvovirose, Leptospirose, Staupe und Hepatitis (wird vom Züchter vorgenommen)
12. Woche	2. Grundimpfung gegen Parvovirose, Leptospirose, Staupe und Hepatitis
16. Woche	1. Impfung gegen Tollwut, bei Bedarf Impfung gegen Zwingerhusten
Ab jetzt alle 12 Monate	Wiederholungsimpfung gegen Tollwut, Parvovirose, Leptospirose, Staupe und Hepatitis

Manche Tierärzte empfehlen ein etwas anderes Impfschema – besprechen Sie das bei den ersten Impfungen des Welpen, Ihr Tierarzt wird Sie gerne beraten.

Tipp: Nach der Impfung sollte der Welpe und später der erwachsene Hund sich einen Tag lang ausruhen, also nicht wild herumtoben und keine zu langen Spaziergänge machen. Viele Hunde vertragen die Impfungen vollkommen problemlos, andere sind etwas müde und schlafen viel. Wenn – was nur selten vorkommt – echte Krankheitssymptome wie Fieber, Schwellungen an der Einstichstelle oder Erbrechen und Durchfall auftreten sollten, sprechen Sie bitte mit Ihrem Tierarzt.

Wenn ein Hund mit Krankheitserregern in Kontakt kommt braucht das Immunsystem Zeit, um die richtigen **Abwehrstoffe** gegen diese Erreger zu entwickeln. Deshalb kommt es zunächst zum Ausbruch der Krankheit mit den entsprechenden Symptomen. Beim Impfen wird das Immunsystem des Hundes durch den Kontakt mit abgeschwächten oder abgetöteten Krankheitserregern auf diese Infektionskrankheiten vorbereitet. Die Impfung bewirkt also, dass die notwendigen Abwehrtruppen bereits im Blut des Hundes zirkulieren. Kommt der Hund in Kontakt mit den entsprechenden Erregern, so kann das bereits durch die Impfung vorbereitete Immunsystem mit diesen Abwehrtruppen die Erreger sofort unschädlich machen, und es kommt nicht zu den Krankheitssymptomen.

Die im Impfschema genannten Impfungen richten sich alle gegen Krankheitserreger, die zu **schweren** bis tödlich verlaufenden Erkrankungen führen können. Deshalb ist es wichtig für die Gesundheit Ihres Hundes, dass Sie ihn durch die jährliche Auffrischung der Impfungen schützen.

Impfungen gibt es auch vorbeugend gegen **Zwingerhusten** und gegen **Borreliose**, allerdings ist hier der Schutz nicht immer zuverlässig.

Wurmkur

Darmparasiten beeinträchtigen das Wohlbefinden Ihres Vierbeiners, da sie ihm Mineralstoffe und Vitamine entziehen. Bei starkem Befall kann das zu schlechtem Fell und schlechtem Allgemeinzustand führen. Besonders gefährdet sind Mäusejäger, die die Mäuse nicht nur fangen, sondern auch noch genussvoll verspeisen: Sie können sich mit dem gefährlichen **Fuchsbandwurm** infizieren, dessen Eier sie dann ausscheiden, was wiederum eine ernsthafte Gesundheitsgefährdung für den Menschen bedeutet. Denn der Mensch ist ein sogenannter „Fehlwirt" für diesen Fuchsparasiten, bei ihm entwickelt sich anstelle des Wurmes ein Larvenstadium, das in der Leber zu lebensbedrohlichen Gewebezerstörungen führen kann.

Bei **Flohbefall** besteht ebenfalls die Gefahr, dass der Hund sich mit einem Bandwurm infiziert. Dieser Bandwurm stellt auch für den Hundebesitzer ein Risiko dar, weil er sich beim Schmusen und Streicheln ebenfalls mit den Wurmeiern infizieren kann. Der sogenannte **Gurkenkern-Bandwurm** befällt dann den menschlichen Darm.

Mit **Spulwürmern** infizieren sich die kleinen Hundebabys schon im Mutterleib oder über die Muttermilch ihrer Hunde-Mama. Deshalb ist es ganz wichtig, die Welpen im Alter von 14 Tagen erstmals zu entwurmen und das alle 2 Wochen zu wiederholen bis zur 12. Lebenswoche. Später kann sich jeder Hund draußen wieder neu infizieren. Nimmt der Mensch versehentlich Spulwürmer auf, so wandern die Larven im menschlichen Gewebe umher und können dort Schäden im Nervensystem oder im Auge verursachen.

Um solche **Gesundheitsrisiken für den Menschen** zu minimieren und um Ihren Hund gesund zu erhalten, sollten Sie ihn in Absprache mit Ihrem Tierarzt regelmäßig – am besten zweimal pro Jahr – mit einer Wurmkur entwurmen. Dafür erhalten Sie von Ihrem Tierarzt Tabletten, die Sie dem Hund pur oder mit seinem Futter vermischt verabreichen. Diese Tabletten sind ausgezeichnet verträglich – also keine Sorge, Sie tun Ihrem Hund und sich damit etwas Gutes!

Besonders wichtig ist das regelmäßige Entwurmen, wenn kleinere **Kinder** in Ihrem Haushalt leben: da wird dann nämlich schon mal vergessen, dass zwischen Hund streicheln und Banane essen eigentlich Händewaschen auf dem Plan steht. Verabreichen Sie in dieser Situation die Wurmkur alle 3 bis 4 Monate

„Macht euch fertig – gleich schicke ich euch auf eure letzte große Reise!"

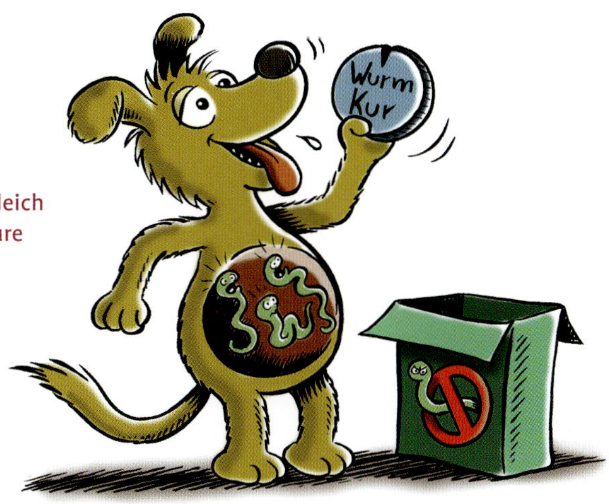

7 Erziehung: Grundschule muss sein

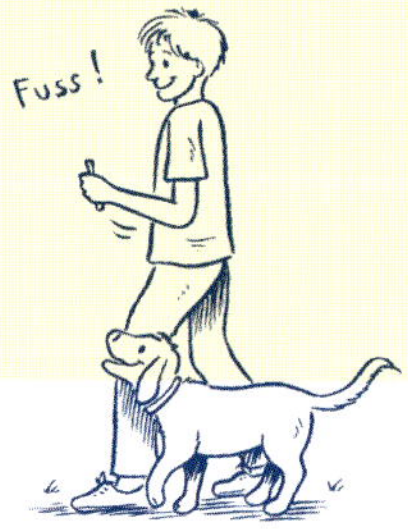

Damit sich Ihr Hund so richtig wohl fühlt und Sie entspannt mit ihm unterwegs sein können, sollte Ihr Hund gut gehorchen. Denn nur dann hat er die Chance, viel frei ohne Leine zu laufen und dabei all das zu tun, was ihn glücklich macht: über Wiesen rennen, mit anderen Hunden spielen, Kontakte zu anderen Menschen haben, die „Hundezeitung" am Straßenrand lesen oder im Fluss schwimmen. Und nur einen gut erzogenen Hund können Sie überall hin mitnehmen – sofern es erlaubt ist: ins Restaurant, zu Freunden, zum Stadtbummel, in den Urlaub und zum gemeinsamen Sport.

Die **wichtigsten Signale**, die jeder Hund wirklich beherrschen muss, sind **HIER**, **SITZ** oder **PLATZ**, **BLEIB** und **AUS**. Mit diesen Grundsignalen können Sie Ihren Hund schon sehr gut kontrollieren. Außerdem sollte Ihr Hund unbedingt lernen, manierlich **an der Leine** zu gehen, ohne Sie durch die Gegend zu ziehen.

Eines sollten Sie beim Training immer bedenken: Ihr Hund tut immer das, was sich aus seiner Sicht am meisten lohnt für ihn. Deshalb sollten Sie ihn anfangs für alles, was er tut und was Sie für gut befinden, mit Leckerchen oder Spieleinheiten belohnen. Wenn er Dinge tut, die Sie nicht gut finden, ignorieren Sie das – und für gefährliche Situationen bringen Sie ihm ein energisch gesprochenes **„NEIN!"** bei, das für ihn bedeutet: „Was immer ich gerade tue, ich breche es ab". Auch hier müssen Sie ihn sofort belohnen, wenn er auf Ihr lautes „NEIN!" hin aufhört, ein Loch ins Blumenbeet zu graben oder den neuen italienischen Designerschuh zu zerkauen, den Sie letzte Woche sündhaft teuer erstanden haben!

Tipp: **Wenn Sie möchten, dass Ihr Hund freudig und gerne Ihre Signale befolgt, sollten Sie nie mit Bestrafung arbeiten, sondern immer nur mit positiver Bestärkung durch Belohnungen. Belohnungen können je nach Vorliebe Ihres Hundes Futterstückchen, Spiele oder Streicheln und lobende Worte sein. Erziehen Sie Ihren Hund mit Konsequenz und mit viel Liebe, und er wird gerne und mit Freude auf Ihre Wünsche reagieren. Mit Bestrafung dagegen erreichen Sie nur, dass Ihr Hund Ihnen ausweicht und versucht, Strafen zu vermeiden. Er wird nicht fröhlich sein, sondern ängstlich und frustriert.**

Trainingsstart

Wenn Sie einen **Welpen** haben, können Sie schon ab der 9. oder 10. Woche mit dem Erlernen dieser Signale beginnen. Halten Sie die Übungseinheiten ganz kurz, immer nur ein paar Minuten – viel länger kann sich so ein kleiner Hund nicht konzentrieren. Hunde lernen durch Wiederholung – und viele **kurze Übungseinheiten** bringen deshalb mehr als eine lange, anstrengende Übungsstunde. Das gleiche gilt übrigens für **erwachsene Hunde** – hier empfehlen sich ebenfalls mehrere kurze Übungseinheiten, über den Tag verteilt. Belohnen Sie ihren Vierbeiner anschließend durch ausgelassenes Spielen und Toben, dann mag er die Übungseinheiten umso lieber!

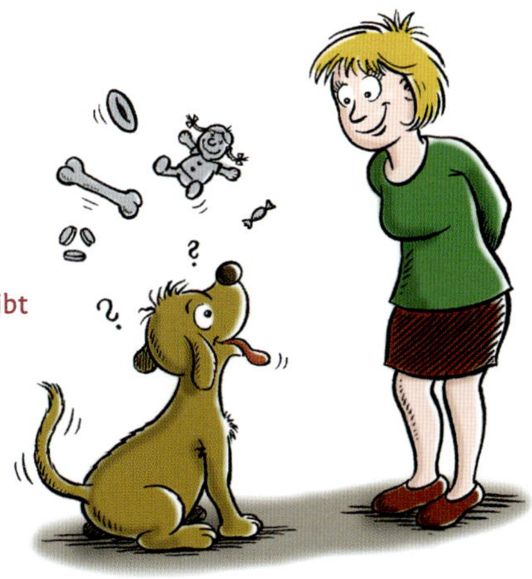

„O.k., ich habe alles richtig gemacht. Welche Belohnung gibt es wohl heute?"

Hunde lernen sehr schnell, dass sie das Erwünschte getan haben, wenn sie im richtigen Moment bestätigt werden. Am einfachsten erreichen Sie diese punktgenaue Bestätigung mit Hilfe eines kleinen Trainingsinstrumentes: dem **Clicker**. Das ist ein kleiner Knackfrosch, den Sie genau in dem Moment drücken, in dem der Hund das Richtige tut. Vorher müssen Sie dem Hund allerdings den Clicker als Belohnungs-Anzeiger vertraut machen:

Schritt 1: Clicken Sie, und geben Sie sofort ein Leckerchen. Wiederholen Sie das etwa 10 Mal. Später am Tag üben Sie das erneut.

Schritt 2: Am nächsten Tag geben Sie nach dem Clicken erst mit Verzögerung das Leckerli.

Schritt 3: Jetzt clicken Sie und gehen anschließend in aller Ruhe zum Tisch, holen das Leckerli und geben es.

Erst wenn Ihr Hund sicher verstanden hat, dass es nach dem Click immer eine Belohnung gibt, können Sie mit dem Clicker arbeiten. Auch später gibt es nach jedem Click eine Belohnung – sonst stumpft dieses Instrument ab.

Eine genaue Anleitung zum **Clicker-Training** finden Sie hier:

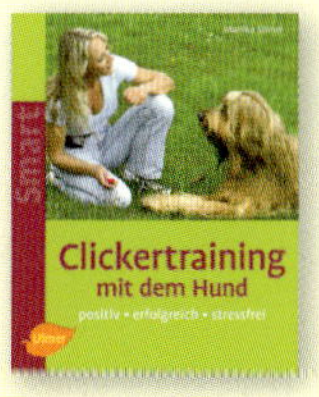

Clickertraining mit dem Hund. Positiv – erfolgreich – stressfrei. Monika Sinner. 2006. 64 S., 60 Farbf., kart. ISBN 978-3-8001-5159-2

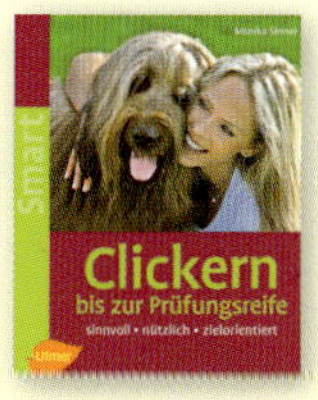

Clickern bis zur Prüfungsreife. Sinnvoll – nützlich – zielorientiert. Monika Sinner. 2006. 64 S., 83 Farbf., 5 Tab., kart. ISBN 978-3-8001-5166-0

In guten **Welpenschulen** und auf gut geführten **Hundeplätzen** können Sie mit Ihrem Hund unter fachlicher Anleitung die Signale üben.

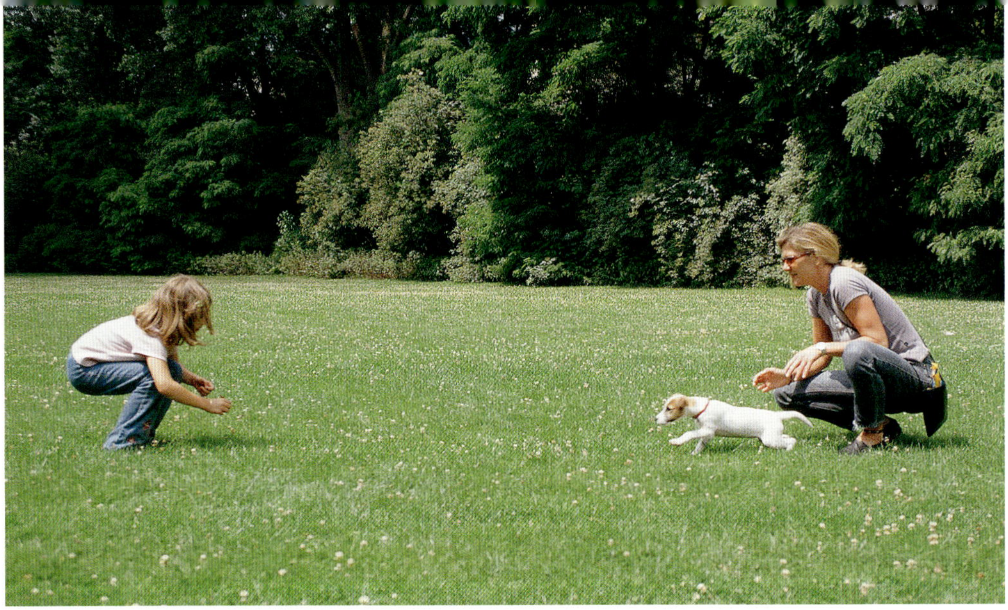

Die Helferin hält den kleinen Welpen fest, dann entfernt sich das Mädchen, geht in die Hocke und ruft den Kleinen. Sobald er deutlich interessiert ist, lässt die Helferin ihn losrennen – und das Mädchen belohnt ihn für „HIER“ mit einem Leckerchen.

So üben Sie HIER

Ein Welpe kommt ganz automatisch in den ersten Wochen nach jeder kleinen Entdeckungstour immer wieder zu Ihnen zurück: Sie sind der Fixpunkt in seinem Leben. Nutzen Sie diese Phase! Immer dann, wenn Sie ganz sicher sind, dass er direkt zu Ihnen kommen wird, sagen Sie „HIER“. Belohnen Sie ihn jedes Mal, wenn er kommt, mit Spielen, Streicheln, Lobworten.

Ganz wichtig ist, dass Sie ihm danach mit dem **Auflösungssignal LAUF** gleich wieder die Freiheit geben, neue Abenteuer zu erleben. Ganz verkehrt wäre es, ihn jedes Mal, wenn er kommt, an die Leine zu nehmen. Denn dann bekommt er den Eindruck: „Zurückkommen bedeutet angeleint werden“, und schon wird er nur noch unwillig zu Ihnen kommen. Wenn er das Signal HIER schon zuverlässig befolgt, können Sie mit ihm ein bisschen spielen, ihn dann kurz an die Leine nehmen und dabei etwas Interessantes mit ihm machen (im Kreis laufen oder ihn zwischen Ihren Beinen hindurch locken beispielsweise), dann lassen Sie ihn wieder laufen. So weiß er: „Wenn ich komme, gibt es ein Leckerchen und etwas Schönes wie Spielen“, und er wird Ihrem Signal HIER gerne folgen.

Tipp: **Das Signal HIER ist das wichtigste für Sie und Ihren Hund! Üben Sie deshalb in ganz kleinen Schritten: zuerst nur in der Wohnung, später im Garten oder ungestört im Freien, dann mit Ablenkung im Freien. Das Schwierigste ist, Ihren Hund aus einer Spielsituation oder einer Begegnung mit einem anderen Hund zu sich zu rufen – versuchen Sie das bitte erst, wenn das „HIER“ in allen anderen Situationen ganz zuverlässig funktioniert! Denn jedes nicht befolgte Signal wirft Sie und Ihren Hund im Training weit zurück. Gehen Sie deshalb, solange das Signal noch nicht sicher sitzt, bei Spielsituationen ganz ungeniert hin zu Ihrem Hund, nehmen Sie ihn an die Leine und machen Sie dann Spiele oder andere interessante Dinge mit ihm beim Weggehen.**

Wichtig ist, dass Sie sich für den Hund so **interessant machen**, dass Sie alles andere ausstechen. Je spannender und interessanter es in Ihrer Nähe ist, umso lieber wird Ihr Hund zu Ihnen kommen! Scheuen Sie sich nicht, dafür auch mal lustige Quietschtöne zu machen oder sich auf dem Boden zu kugeln – Ihr Hund wird das viel spannender finden, als wenn Sie nur so herumstehen.

So geht SITZ

Nehmen Sie ein Leckerchen zwischen Zeigefinger und Daumen, lassen Sie Ihren Hund daran schnüffeln und ziehen Sie anschließend das Leckerchen langsam direkt vor dem Hund **nach oben** und ein bisschen **nach hinten** über den Hund. Er wird es mit den Augen verfolgen, und dabei wird er sich automatisch ab einem bestimmten Punkt auf sein Hinterteil setzen. Jetzt geben Sie ihm das Leckerchen und loben ihn. Benutzen Sie aber bitte noch nicht das Signal SITZ! Das Signal sollten Sie erst nach einigen Tagen einführen, wenn der Hund die Übung zuverlässig ausführt. Dann sagen Sie in dem Moment, in dem sein Hinterteil den Boden erreicht, „SITZ" und geben ihm das Leckerchen. Wenn Sie mit dem Clicker arbeiten, clicken Sie immer dann, wenn das Hinterteil gerade den Boden berührt. Auch beim Clickertraining führen Sie das Signalwort erst ein, wenn die Übung gut klappt. Dann sagen Sie direkt vor dem Click „SITZ".

Ganz wichtig: Das Leckerchen gibt es nur, **solange der Hund sitzt**! Falls er zu schnell wieder aufgestanden ist, geben Sie ihm nichts, sonst verknüpft Ihr Hund „Aufstehen" statt „Sitzen" mit der Belohnung. Dann steht er immer möglichst schnell wieder auf – das heißt, er tut das Gegenteil von dem, was Sie möchten!

Führen Sie die Hand mit dem Leckerchen an der Hundenase vorbei über seinen Kopf. Beim Hochschauen senkt sich der Hundepo – und in dem Moment, in dem das Hinterteil den Boden berührt, geben Sie ihm das Leckerchen.

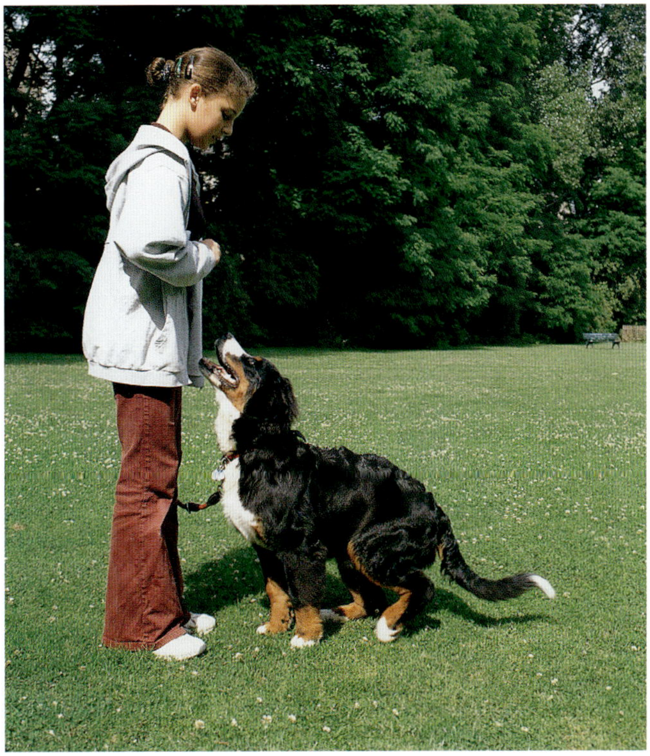

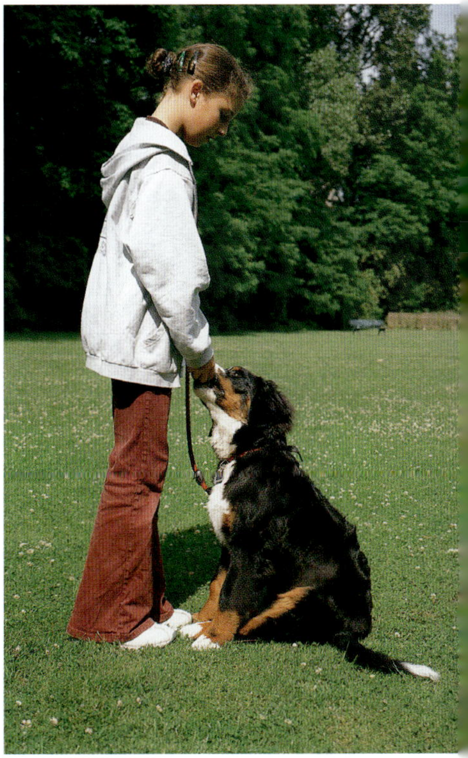

So geht PLATZ

Nehmen Sie ein Leckerchen zwischen Daumen und Zeigefinger, lassen Sie Ihren Hund im SITZ daran schnüffeln und führen Sie das Leckerchen zwischen seinen Pfoten nach unten. Halten Sie es fest, bis er mit dem Bauch wirklich flach auf dem Boden liegt, und geben Sie es ihm erst, wenn er auf dem Bauch liegt. Auch hier führen Sie das Signal PLATZ erst ein, wenn der Hund schon gelernt hat, beim Absenken des Leckerchens flott eine Bauchlandung hinzulegen.

Tipp: Achten Sie darauf, Signal und Belohnung immer nur in dem Moment zu geben, wenn der Hund genau das tut, was er tun soll! Wenn Sie ihn aus Versehen nach dem Aufstehen aus dem PLATZ belohnen, verknüpft er, dass es die Belohnung fürs Aufstehen gibt – das wäre falsch. Solche falschen Verknüpfungen sind aber schwer wieder zu beseitigen – deshalb ist das richtige Timing beim Hundetraining so enorm wichtig.

So geht BLEIB

Das ist eine viel schwierigere Übung. Sie brauchen eine Menge Geduld, und Sie müssen in sehr, sehr kleinen Schritten üben. Am besten fangen Sie erst damit an, wenn SITZ und PLATZ in den unterschiedlichsten Situationen (im Haus, im Garten, auf der Straße, bei Ablenkung durch Menschen oder andere Hunde) schon sicher funktionieren.

Bringen Sie den Hund ins SITZ oder PLATZ. Bleiben Sie neben ihm stehen, und belohnen Sie ihn erst **nach 30 Sekunden** mit dem Clicker und dem Leckerli. Geben Sie ihm, bevor er die Position verlässt, ein **Auflösesignal**, z.B. LAUF. Er wird ganz schnell lernen, dass er nach diesem Auflösesignal tun darf, was er möchte.

Führen Sie, wenn Ihr Hund sicher für etwa eine Minute in dieser Position bleibt, das Signal BLEIB ein. Verlängern Sie das Zeitintervall im SITZ oder PLATZ in kleinen Schritten. Beginnen Sie, wenn Ihr Hund neben Ihnen sicher in der Position verbleibt, sich einen Schritt, dann zwei Schritte, später drei Schritte zu entfernen. Haben Sie **viel Geduld**! Wenn

Im SITZ halten Sie dem Hund ein Leckerchen tief unter die Nase und führen es zum Boden. Sobald er sich hinlegt in die Position PLATZ, um es zu erreichen, bekommt er die Belohnung.

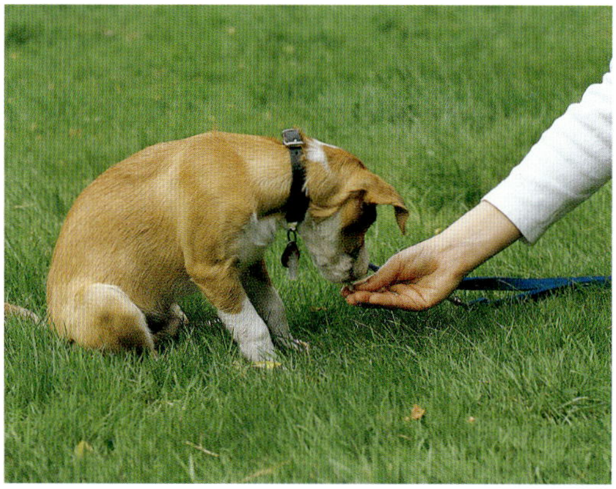

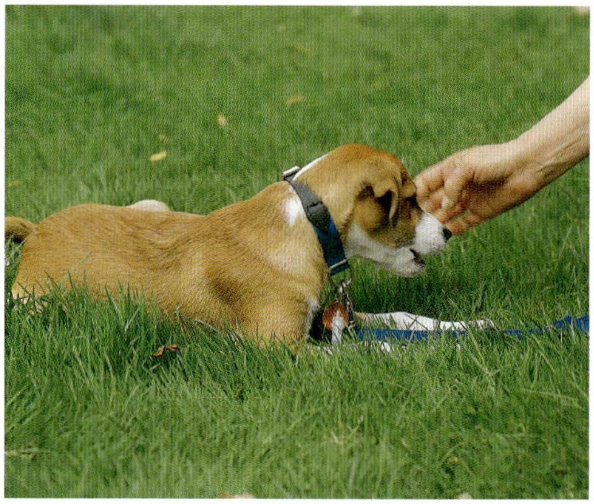

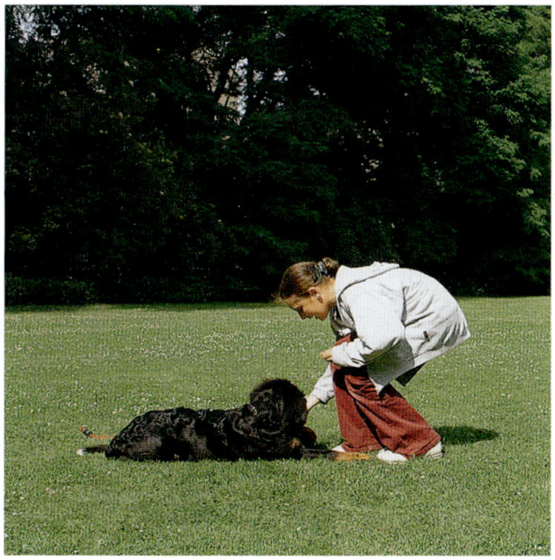
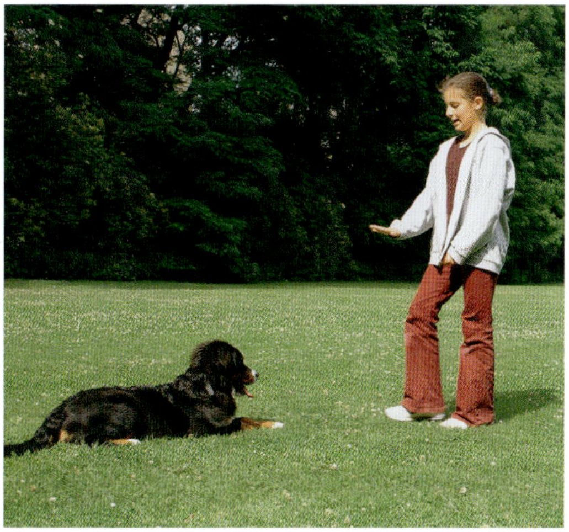
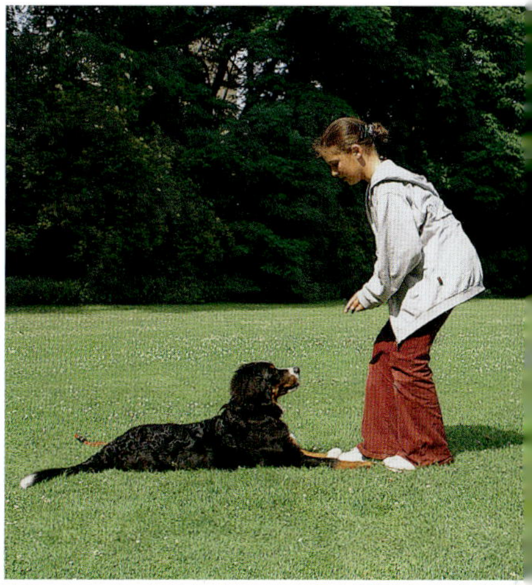

Wenn Ihr Hund PLATZ schon gut beherrscht, entfernen Sie sich mit dem Signal BLEIB einen Schritt. Gehen Sie nach wenigen Sekunden wieder hin und belohnen Sie Ihren Hund in der Position PLATZ.

Sie jetzt zu viel verlangen, steht Ihr Hund vorzeitig auf, und Sie müssen wieder einige Übungsschritte zurück gehen. Je langsamer und genauer Sie die BLEIB-Übung aufbauen, desto sicherer wird Ihr Hund sie später ausführen.

Erst wenn das „BLEIB" in Ihrer Nähe und auf einige Entfernung gut klappt, können Sie mal für eine Sekunde **außer Sicht** gehen. Bauen Sie auch hier das Training in winzigen Schritten auf – verstecken Sie sich das erste Mal in der Wohnung ganz kurz hinter der Tür, gehen Sie mal für ein paar Sekunden in ein anderes Zimmer, und loben Sie Ihren Hund überschwänglich, wenn er diese für ihn sehr schwierige Übung gut macht! Später können Sie das BLEIB ohne Sichtkontakt draußen üben – wieder in kleinen Schritten. Irgendwann wird Ihr Hund zuverlässig alleine vor dem Bäckerladen sitzen bleiben, selbst wenn ein anderer Hund vorbeigeht – aber bis dahin ist es ein langer Weg! Rechnen Sie ruhig mit 6 Monaten oder einem Jahr, bevor Ihr Hund das beherrscht.

So üben Sie AUS

Ihr Hund nimmt alles ins Maul, was er drinnen und draußen so findet? Das ist vor allem bei Welpen völlig normal. Es kann aber durchaus gefährlich für den Welpen werden – kleine Steine, scharfrandige Kronenkorken, Legosteine oder Glasscherben können beim Schlucken zu schlimmen Verletzungen führen. Deshalb sollten Sie Ihrem Hundekind schon ganz früh das Signal AUS! beibringen, das bedeutet: „Was immer ich im Maul habe, ausspucken oder fallenlassen!".

Am einfachsten üben Sie AUS über **Tauschgeschäfte**. Wenn Ihr Hund eines seiner Spielzeuge im Maul hat, nehmen Sie ein tolles Leckerchen, z.B. ein Stückchen Käse, und bieten ihm das an. Lässt er sein Spielzeug dafür fallen, bekommt er das Leckerchen. Sie nehmen solange das Spielzeug in die Hand und geben es ihm dann wieder zurück. Wiederholen Sie dieses Tauschgeschäft, bis Sie sicher sind, dass er sein Spiel-

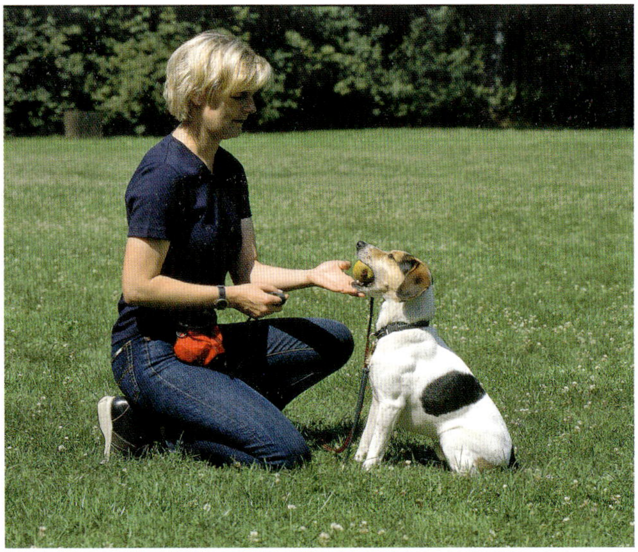

Guter Tausch: Der Jack Russell Terrier tauscht seinen geliebten Ball gegen ein Leckerchen. Danach bekommt er den Ball zurück.

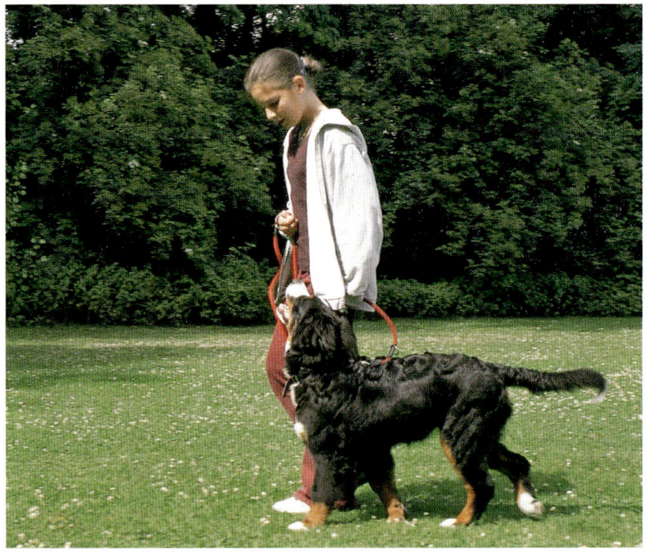

Der junge Berner Sennenhund geht brav an der lockeren Leine und schaut hoffnungsvoll, ob die Belohnung bald kommt.

zeug fallen lässt beim Anblick der „Tauschware". Erst dann verknüpfen Sie diesen Handel mit dem Signal AUS.

Wichtig ist **das Zurückgeben** der ursprünglichen „Beute". Nur dann wird Ihr Hund auf das Signal „AUS" hin alles gerne hergeben: Er weiß ja, es gibt eine Belohnung, und anschließend bekommt er die „Beute" zurück.

Wenn Sie das gut trainiert haben, wird Ihr Hund später auch für ihn schädliche Dinge auf das Signal AUS fallen lassen oder Ihnen in die Hand geben. Das kann ihm vielleicht sogar einmal das Leben retten – das Üben lohnt sich also! Und nebenbei haben Sie eine gute Vorbereitung für Ziehspiele getroffen, die nur erlaubt sind, wenn Ihr Hund auf AUS selbst im wildesten Spiel das Ziehseil wie eine heiße Kartoffel zu Boden plumpsen lässt.

So üben Sie das Gehen an der lockeren Leine

Hier ist die wichtigste Grundregel, wenn Sie möchten, dass Ihr Hund ohne zu ziehen an der Leine geht: Lassen Sie ihn nie, wirklich **nie an der gespannten Leine** gehen! Das klingt ganz einfach, ist aber enorm schwierig. Es bedeutet nämlich, dass Sie jedes Mal stehen bleiben müssen, wenn sich die Leine spannt. Warten Sie jedes Mal ab, bis Ihr Hund sich Ihnen zuwendet und zu Ihnen kommt, sodass die Leine durchhängt. Machen Sie wieder ein paar Schritte, und loben Sie Ihren Hund überschwänglich, wenn er neben Ihnen bleibt – aber sobald Ihr Hund vorprescht, bleiben Sie wieder stehen. Planen Sie dafür genügend Zeit ein – manchmal brauchen Sie am Anfang für 100 Meter eine Viertelstunde. Aber irgendwann begreift Ihr Hund: „Wenn ich ziehe, geht es nicht

weiter. Wenn ich nicht ziehe, geht es weiter und ich bekomme ein Leckerchen."
Üben Sie am Anfang möglichst das Gehen an der Leine genau dann, wenn Ihr Welpe oder auch Ihr erwachsener Hund **hundemüde** ist – dann zieht er wahrscheinlich sowieso nicht. Ein paar Schritte an lockerer Leine reichen völlig! Loben Sie ihn, leinen Sie ihn ab und lassen Sie ihn schlafen.
Üben Sie erst einige Tage **im Haus**, da gibt es nicht so viel Interessantes, wovon man als Hund magisch angezogen wird. Später folgen die Lektionen **im Garten**, dann draußen in einer ganz ruhigen Gegend. Erst nach einigen Wochen können Sie in einer belebteren Gegend üben – am besten beginnen Sie damit nach einem Ausflug mit Spielen und Toben, wenn Ihr Hund müde ist und weiß, dass es nach Hause geht.

Wenn Sie mit Ihrem Welpen unterwegs sind und er noch nicht gelernt hat, an lockerer Leine zu gehen, vermeiden Sie Situationen, in denen er an kurzer Leine gehen muss. Tragen Sie ihn bis zu einem Platz, an dem er frei laufen kann, oder verwenden Sie eine andere Leine, beispielsweise eine lange Schleppleine, die Sie nur dann festhalten, wenn es für den Welpen gefährlich wird.

Tipp: Verwenden Sie statt eines Halsbandes ein Brustgeschirr – das schont die Halswirbelsäule Ihres Hundes. Wenn er später perfekt an lockerer Leine geht, können Sie immer noch auf das Halsband wechseln.

Für Welpen eignet sich ein Brustgeschirr ganz hervorragend, denn es übt keinen Zug auf die Halswirbelsäule aus.

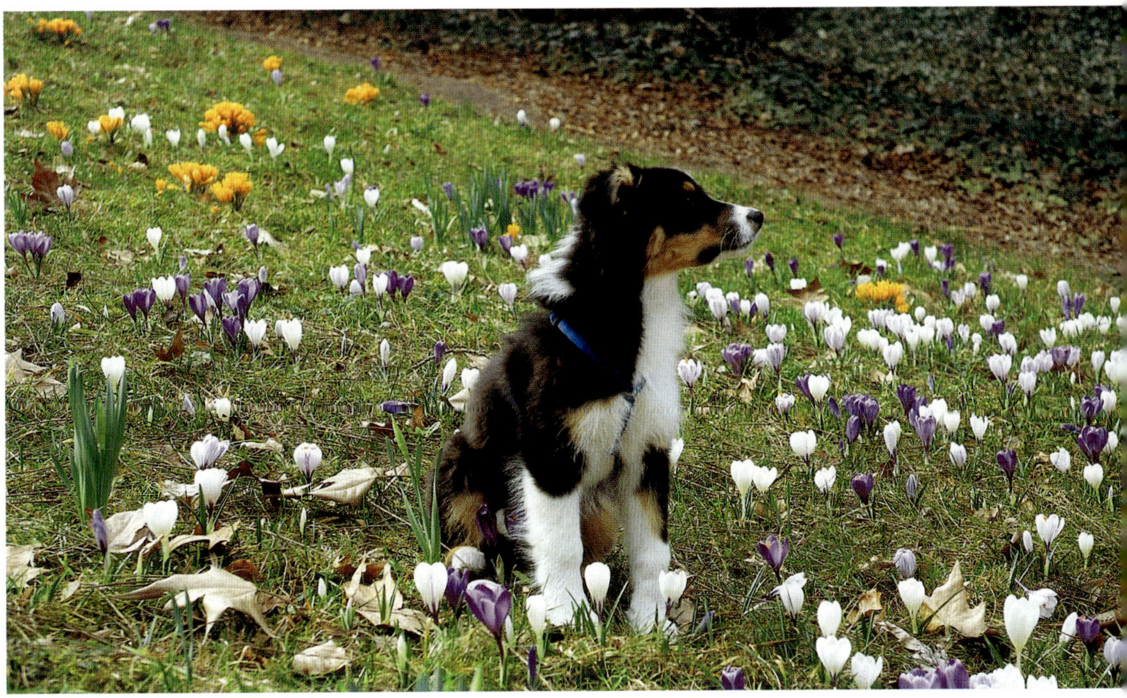

8 Fitness: Sport im Team

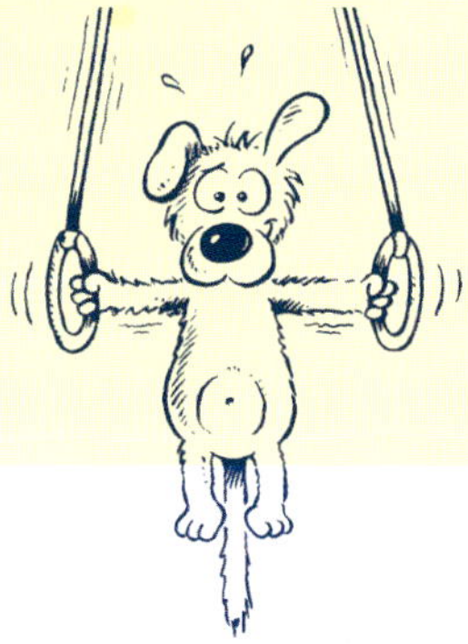

Sie fühlen sich nach einem Halb-Marathon oder einer dreistündigen Mountainbike-Tour erst so richtig wohl? Dann haben Sie sicherlich einen Hund gewählt, der Sie bei Ihren Lieblings-Sportarten voller Begeisterung begleiten kann! Auch für den gemeinsamen Sport gibt es natürlich ein paar Regeln – die finden Sie in diesem Kapitel.

Wohlfühl-Regel 1: Überfordern Sie einen Welpen nicht! Mit Welpen und Junghunden sollten Sie nicht gemeinsam intensiv Sport treiben. Das Knochenwachstum ist noch nicht abgeschlossen, die Knochen sind weich und nicht sehr belastbar. Als **Faustregel** gilt: Spaziergänge mit Welpen und Junghunden sollten nicht länger dauern als das Lebensalter in Wochen beträgt. Ein 10 Wochen alter Welpe sollte also nur 10 Minuten spazieren gehen, mit 3 Monaten sind es 12 Minuten, mit 6 Monaten 24 Minuten, mit 1 Jahr etwa eine Stunde. Sehr große Hunde wachsen langsamer als kleine, bei ihnen kann es bis zum Ende des 2. Lebensjahres dauern, bis das Knochenwachstum abgeschlossen ist.

Wohlfühl-Regel 2: Üben Sie trotzdem schon mit dem jungen Hund alles, was er später können sollte, um Sie bei Ihrem Sport zu begleiten. Das gelingt prima auch in **ganz kurzen Trainingseinheiten** von nur wenigen Minuten, die das Skelettsystem nicht belasten.

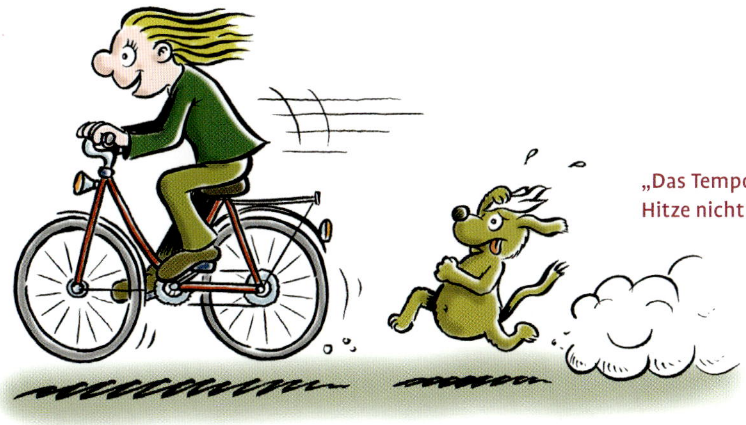

„Das Tempo halte ich bei der Hitze nicht mehr lange durch....“

Wohlfühl-Regel 3: Bauen Sie **die Kondition** Ihres Hundes durch **regelmäßiges Training** langsam auf, bevor Sie ihm längere Strecken zumuten. Knochen, Bänder, Gelenke und Muskulatur müssen sich erst an die Belastung gewöhnen, das dauert einige Wochen. Nach längeren Sportpausen müssen Sie die Kondition Schritt für Schritt wieder neu aufbauen.

Wohlfühl-Regel 4: Achten Sie immer darauf, dass Ihr Hund Spaß hat am Sport und **nicht überfordert** wird. Denken Sie daran, dass viele Hunderassen wie beispielsweise Hütehunde oder Schlittenhunde so gerne „arbeiten“, dass Sie selbst an einem heißen Sommertag so lange brav am Fahrrad mitlaufen, bis sie zusammenbrechen. Hunde haben nur zwischen den Pfotenballen ein paar Schweißdrüsen, sie können sich nicht über die Verdunstungskälte des Schweißes abkühlen wie wir Menschen. Ihre Wärmeregulation erfolgt über das Hecheln, aber damit ist dieser Ausgleichsmechanismus begrenzt. Die meisten Hunde vertragen **Wärme** deshalb viel schlechter als wir Menschen. Nehmen Sie Rücksicht darauf, und laufen oder radeln Sie im Sommer frühmorgens oder abends, wenn es kühler ist. Lassen Sie Ihren Hund das Tempo bestimmen.

Dieser 12 Wochen alte Leonberger wird schon mal mit Fahrrädern und Inline-Skates vertraut gemacht. So kann man ihn später auch leichter ans Nebenherlaufen gewöhnen.

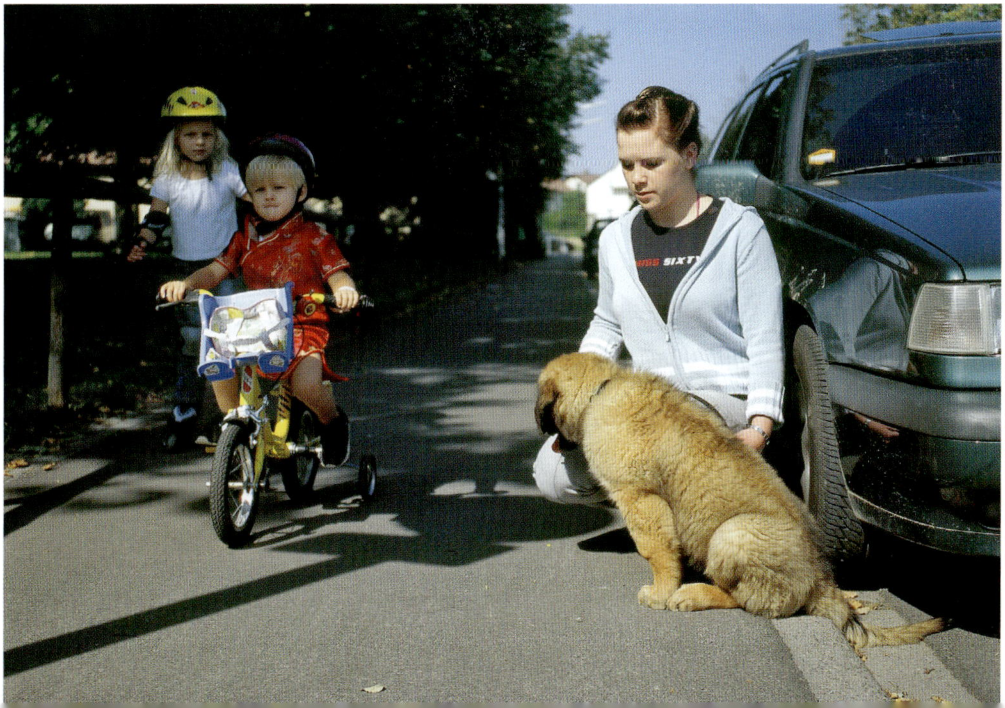

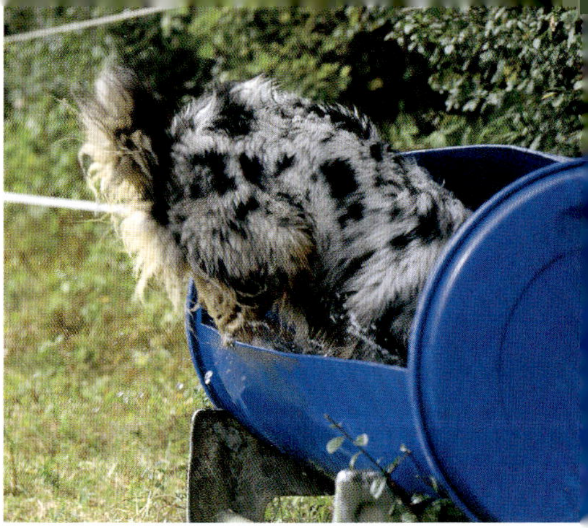

Schwimmen

Erinnern Sie sich noch daran, wie Sie als Kind Schwimmen gelernt haben? Hatten Sie ein bisschen Angst, sobald das Wasser zu tief zum Stehen war? Vielen Hunden geht es genauso. Hunde sind zwar von Natur aus ganz gute Schwimmer, aber das wissen sie ja nicht. Es gibt auch bei den Hunden echte „Wasserratten", die sich von klein auf in jede größere Pfütze stürzen, um begeistert darin herum zu plantschen. Diesen Hunden lässt sich das Schwimmen leicht beibringen. Aber selbst Hunde mit viel Respekt vor dem nassen Element können das Schwimmen lernen.

Der Schäferhundwelpe hat entdeckt, dass man mit dem Wasser in der Trinkschüssel auch prima plantschen kann.

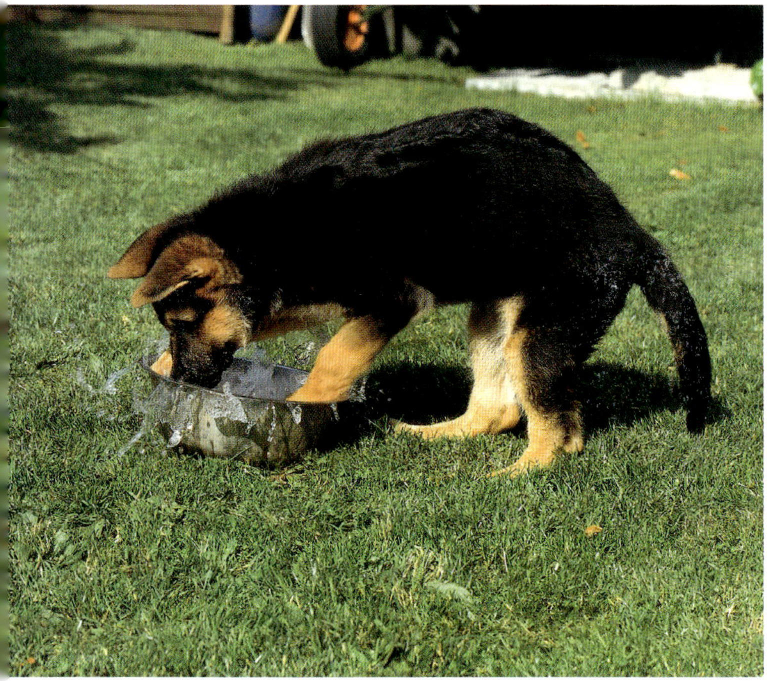

Lektion 1: Mit Wasser vertraut machen

Am einfachsten lassen sich **Welpen** mit Wasser vertraut machen. Stellen Sie eine flache **Plastikwanne** mit etwa 5 cm hoch Wasser darin in den Garten oder auf eine Wiese, und lassen Sie den Welpen dieses Element entdecken. Die meisten Welpen probieren aus, was man damit machen kann: Mit den Pfoten reinhauen, dass es richtig spritzt, in der Schüssel kratzen, trinken, sich hineinlegen ... Wenn Ihr Hundekind nicht von alleine ausprobiert, was man mit dem Wasser machen kann, können Sie nachhelfen: Hocken Sie sich auf die gegenüberliegende Seite der Wanne, nehmen Sie ein Leckerchen in die Hand und locken Sie es damit zu sich. Wenn es eine oder zwei Pfoten ins Wasser stellt, bekommt es das Leckerchen. Steigern Sie Ihre Ansprüche: Als nächstes sollen alle vier Pfoten rein, danach soll es die Wanne durchqueren. Die meisten Hunde finden mit der Zeit Spaß an diesen Spielen im flachen Wasser.
Füllen Sie beim nächsten Mal mehr Wasser in die Wanne – aber immer nur so viel, dass Ihr kleiner Hund gut stehen kann. Üben Sie auch bei anderen Gelegenheiten, beispielsweise an einem Bach oder an einem See mit flachem Ufer.

Tipp: Wenn Ihr Hund eher ängstlich ist, sollten Sie ihn nicht überfordern. Arbeiten Sie in ganz kleinen Schritten, und belohnen Sie ihn mit Leckerchen und Spielen,

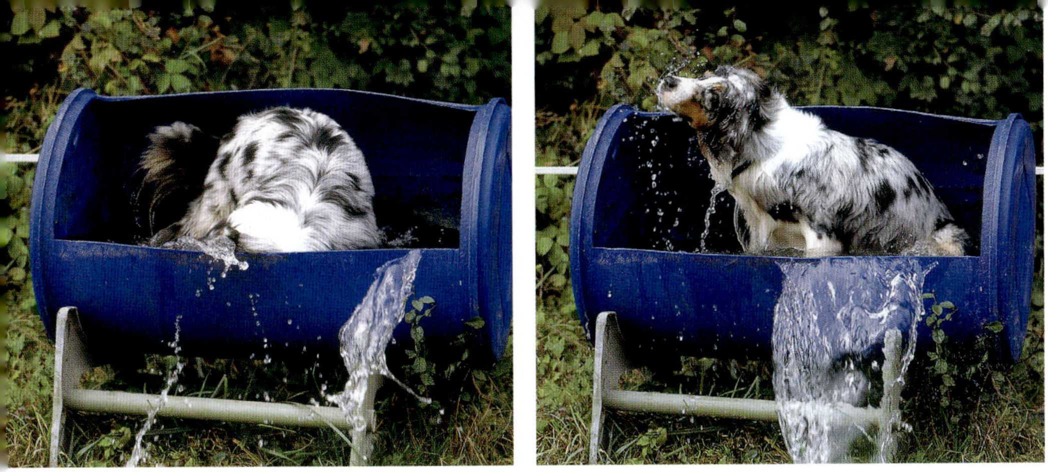

Meine Hündin Dusty liebt Wasser so sehr, dass selbst ein zur Pferdetränke umfunktioniertes Plastikfass reicht zum kühnen Sprung … zum tiefen Untertauchen … und zum Ausschütteln vor dem Rausspringen.

wenn er sich Neues zutraut. Und wenn einer absolut gar nicht ins Wasser mag: Verzichten Sie darauf! Schließlich soll ihm das Plantschen und Schwimmen Spaß machen, es soll keine erzwungene Angelegenheit werden. Ein Hund kommt ohne Schwimmen normalerweise auch ganz prima durchs Leben.

Lektion 2: Schwimmen

Das Schwimmen üben Sie am besten im **Sommer**, wenn Sie selbst mit ins Wasser gehen können. An einem **See** ist es einfacher als am Meer, denn die Wellen machen vielen Hunden Angst, und der Geschmack von Salzwasser begeistert die meisten Hunde auch nicht gerade.

Am leichtesten lernt Ihr Hund das Schwimmen, wenn Sie ihn mit seinem Lieblings-Spielzeug ins Wasser locken. Gehen Sie mit dem Spielzeug in der Hand erst nur ins flache Wasser und geben Sie es ihm dort. Gehen Sie dann Schritt für Schritt immer tiefer, bis der Hund seinen ersten Schwimmzug machen muss, um das Spielzeug zu erreichen. Loben Sie ihn überschwänglich, wenn er sich getraut hat!

Wenn Ihr Hund bereits apportieren kann, können Sie jetzt das Spielzeug ins Wasser werfen und von ihm apportieren lassen. Das ist für viele Hunde ein Riesenspaß.

Tipp: **Schwimmen ist für Hunde enorm anstrengend, weil die schmalen Pfoten beim Paddeln nur wenig Wasser verdrängen. Lassen Sie Ihren Hund deshalb immer nur kurze Strecken schwimmen, und überanstrengen Sie ihn nicht.**

Wenn Sie gemeinsam mit Ihrem Hund schwimmen, müssen Sie ihm klarmachen, dass er ein bisschen Abstand zu Ihnen halten soll – die Hundekrallen machen sonst hässliche Kratzer in Arme und Rücken, wenn Ihr Vierbeiner vor lauter Begeisterung zu dicht an Sie heranschwimmt. Sollte er diese Tendenz zeigen, üben Sie am besten ein **Abstandsignal** an Land mit ihm, beispielsweise das Signal WEG DA! Solch ein Signal lässt sich mit dem Clicker sehr gut trainieren. Wenn Ihr Hund weiß, dass er bei WEG DA! nur belohnt wird, wenn er mindestens einen Meter Abstand hält, wird er dieses Signal auch beim Schwimmen richtig verstehen und Abstand halten.

Tipp: **An kühleren Tagen sollten Sie Ihren Hund nach dem Schwimmen trockenrubbeln – das genießen die meisten Hunde sehr! An heißen Sommertagen dagegen trägt das Wasser im Fell zur Kühlung bei, lassen Sie den Hund ruhig nass weiterlaufen.**

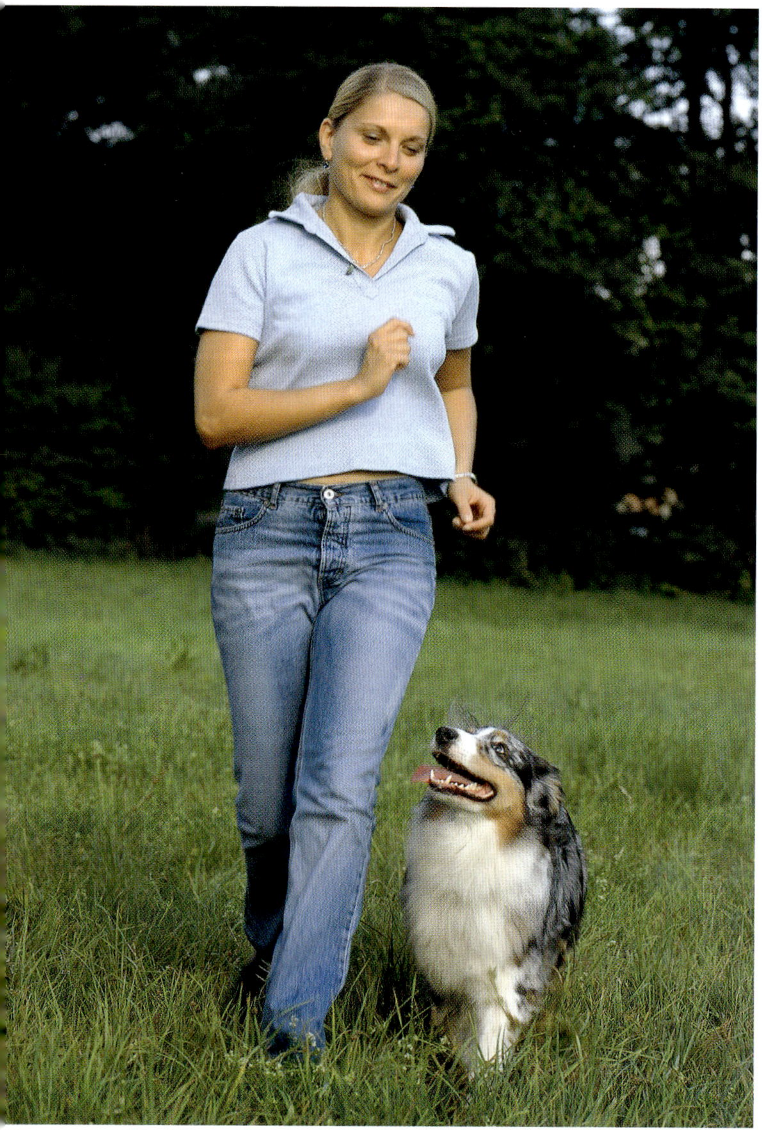

Dusty hat gelernt, dass sie beim Joggen brav nebenherlaufen muss. Nur auf ein Freizeitsignal hin darf sie sich entfernen.

Joggen oder Nordic Walking

Viele Hunde lieben es, neben ihrem Besitzer oder ihrer Besitzerin im lockeren Trab zu joggen. Am besten funktioniert das, wenn Sie dafür sorgen, dass der Hund unterwegs viel Spaß hat.

Wohlfühl-Regel 1: Lassen Sie ihrem Hund **vor dem Start** der Jogging-Runde erst einmal 10 Minuten Zeit zum Schnüffeln und zum Pinkeln. Besonders Rüden brauchen das.

Wohlfühl-Regel 2: Machen Sie Ihrem Hund klar, dass er **während des Joggens** nicht zum Schnüffeln oder Pinkeln anhalten darf, sondern brav neben Ihnen traben soll. Auch Rüden können das lernen, sie können problemlos mal eine Stunde nebenherlaufen!

Wohlfühl-Regel 3: Gönnen Sie Ihrem Hund auf der Jogging-Runde kontrolliert seinen Spaß! Lassen Sie ihn gelegentlich mit einem **Freizeitsignal** wie „LAUF!" mit anderen Hunden spielen oder nehmen Sie eine Frisbee-Scheibe mit und legen Sie zwischendurch eine Spieleinheit ein. Gerade bei langen Laufstrecken müssen Sie dem Hund mit diesem Freizeitzeichen immer wieder erlauben, zwischendurch zu schnüffeln und sein Geschäft zu verrichten.

Die meisten Hunde begreifen sehr schnell den Unterschied zwischen Joggen/Walking – das heißt, brav neben dem Menschen laufen – und Spazierengehen, wo man als Hund schnüffeln und begrenzt auch mal eigene Wege gehen darf. Und die Hunde, die sowieso gerne in einem gleichmäßigen Rhythmus laufen, wie Schlittenhunde, Hütehunde oder auch Jagdhunde, werden diese Jogging-Runden sehr genießen.

Wichtig: Wenn Ihr Hund ohne Leine mit Ihnen läuft, muss er sehr gut folgen – sonst sind Sie ständig damit beschäftigt, ihn zu rufen und auf ihn zu achten, was Ihnen wenig Spaß bereiten dürfte. Wenn er nicht so gut folgt, empfiehlt sich eine spezielle **Jogging-Leine**, die Sie wie einen Gürtel um die Taille tragen und an der ein elastischer Einsatz dafür sorgt, dass nicht jede Seitwärtsbewegung Ihres Hundes Sie völlig aus der Spur bringt.

Radfahren

Für das Radfahren mit Hund gilt das Gleiche wie für das Joggen: Geben Sie Ihrem Hund vor der Tour und zwischendurch ausreichend Möglichkeit zu schnuppern und sein Geschäft zu verrichten. Erziehen Sie ihn aber dazu, dass er während der Tour brav neben dem Fahrrad läuft und nicht in irgendwelche anderen Richtungen zieht – denn beim Radeln kann das für Sie richtig gefährlich werden! Zwei schmale Reifen sind ein eher instabiles Gebilde, das leicht ins Kippen kommen kann.

Wohlfühl-Regel 1: Überfordern Sie Ihren Hund nicht beim Fahrradfahren! Bauen Sie das Training Schritt für Schritt auf und verlängern Sie die **Trainingsstrecken** ganz allmählich. Wenn Ihr Hund irgendwelche Gesundheitsprobleme hat, sollten Sie vor dem Fahrradtraining mit dem Tierarzt einen Trainingsplan zusammenstellen.
Große, schwere Hunde sollten nur kürzere Strecken am Fahrrad laufen.

Wohlfühl-Regel 2: Bringen Sie Ihrem Hund bei, dass er nicht **vor** das Rad laufen darf. Am besten üben Sie das am Anfang zu zweit: Einer fährt langsam Fahrrad, der andere läuft mit dem angeleinten Hund so nebenher, dass dieser direkt neben dem Fahrrad ist. Wenn er nach vorne drängt, lenken Sie das Fahrrad so vor seine Füße, dass er automatisch zurückbleibt. Loben Sie ihn immer dann, wenn er einige Meter an lockerer Leine neben dem Fahrrad gelaufen ist.

Wohlfühl-Regel 3: Das wichtigste Signal beim Radfahren mit Hund ist **HALT**. Bringen Sie ihm, am besten mit Hilfe des Clickers, bei, dass er bei diesem Signal **sofort** stehen bleiben muss! Bei unruhigen Hunden empfiehlt es sich, ihnen sogar jedes Mal ein sofortiges Hinsetzen anzutrainieren beim Signal **HALT**. Belohnen Sie ihn jedes Mal, wenn das klappt, mit einem richtigen „Jackpot", also beispielsweise mit einem Stückchen Wurst oder Käse – je zuverlässiger er dieses Signal befolgt, desto sicherer leben Sie beide im Straßenverkehr!

Es gibt einige **Hilfsmittel**, die Sie beim Fahrradfahren mit Hund einsetzen können.

Abstandhalter: Der Abstandhalter wird an der hinteren Schwinge des Fahrrades befestigt. Es ist ein Bügel, der etwa 30 cm Abstand zum Fahrrad herstellt. An diesem Bügel wird mit einer wenig elastischen Leine der Hund angeleint. So kann er nicht vor das Fahrrad laufen und nicht mit dem Hinterrad in Kontakt kommen. Durch die eingeschränkte Bewegungsfreiheit lernt er, gleichmäßig neben dem Fahrrad zu laufen. Gleichzeitig muss der Fahrer nicht mit der Leine kämpfen, und er hat beide Hände frei zum Lenken. Aber auch beim Radeln mit Abstandhalter gilt: Der Hund muss sehr gut gehorchen. Bei großen, kräftigen Hunden ist der Abstandhalter keine gute Lösung, sie können das Fahrrad zu leicht umwerfen.
Üben Sie das Radeln mit Abstandhalter in kleinen Schritten: Erst nur anleinen und Fahrrad schieben, dann kurze Strecken, dann längere Strecken.

Frei neben dem Fahrrad laufen darf nur ein Hund, der sehr gut gehorcht – und auch nur in dieser verkehrsberuhigten Zone oder auf den Feldern. Auf Verkehrsstraßen muss jeder Hund an die Leine.

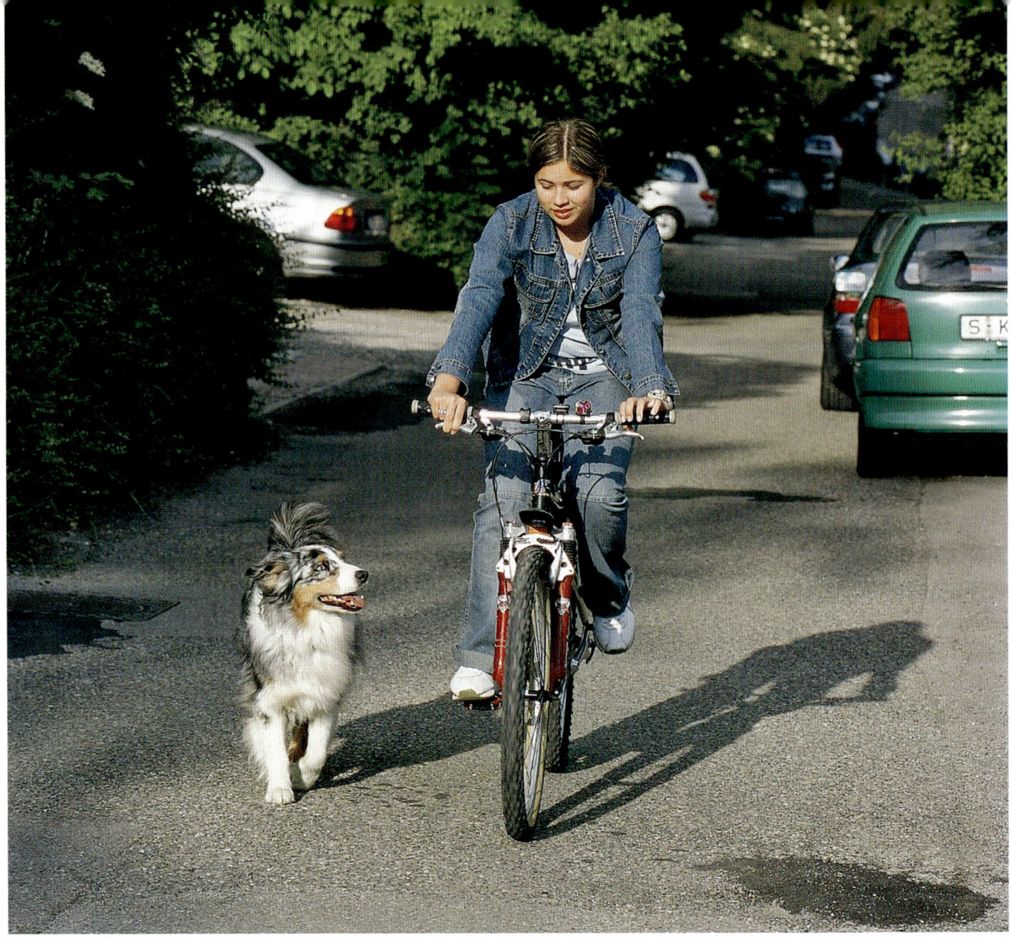

Fahrradleine: Die Fahrradleine kann sich der Radler um die Schulter oder um die Taille schlingen. Sie hat auch einen elastischen Abschnitt, der dafür sorgt, dass Sie nicht gleich vom Fahrrad stürzen, wenn Ihr Hund mal in eine andere Richtung zieht. Die Fahrradleine ist nur geeignet für ruhige und gut erzogene und maximal mittelgroße Hunde, die schon sehr gut neben dem Fahrrad laufen – für lebhaftere Vierbeiner eignet sich der Abstandhalter besser.

Fahrradkorb: Wenn Sie einen kleinen Hund mit auf Fahrradtour nehmen wollen, brauchen Sie einen Fahrradkorb. Es gibt Modelle, die vor dem Lenker befestigt werden. Hiermit haben Sie Ihren Hund immer im Blickfeld. Andere Fahrradkörbe oder Fahrrad-Transporttaschen können auf dem Gepäckträger montiert werden. Alle Modelle werden mit und ohne Schutzgitter angeboten.

Gewöhnen Sie Ihren Hund Schritt für Schritt an den Fahrradkorb: Erst einmal auf dem Boden im Wohnzimmer, dann an einem erhöhten Platz, z.B. auf einem Stuhl, damit er lernt, dass er nicht einfach herausspringen kann. Danach befestigen Sie den Korb am Fahrrad. Bringen Sie Ihrem Hund unbedingt bei, dass er den Korb erst verlassen darf, wenn Sie ihm das Signal dafür geben! Und legen Sie eine weiche Decke in den Korb, damit Ihr kleiner Hund es gemütlich hat. Natürlich muss der Hund vor der Tour und zwischendurch bei den Pausen laufen, schnuppern und sich lösen dürfen.

Fahrradanhänger: Für größere Hunde eignet sich bei längeren Fahrradtouren ein Fahrradanhänger, wie man ihn für Kinder bekommt. Probieren Sie erst aus, ob Ihr Hund wirklich hineinpasst, bevor Sie einen Fahrradanhänger kaufen! Üben Sie mit ihm erst im stehenden Fahrradanhänger:

- Einsteigen – belohnen.
- Einsteigen – sitzen bleiben – belohnen.
- Einsteigen – sitzen bleiben – erst auf Signal wieder herausspringen – belohnen.

Erst wenn diese Schritte sicher funktionieren, können Sie das Fahrrad ein paar Schritte schieben und wieder belohnen – so lange, bis Sie darauf vertrauen können, dass Ihr Hund nicht mehr herausspringt. Anschließend versuchen Sie, das erste kleine Stück richtig loszuradeln. Am Anfang machen Sie den Anhänger am besten zu, damit Ihr Hund sicher drin bleibt. Nur wenn Sie ganz sicher sein können, dass er während der Fahrt nicht herausspringt, können Sie ihn auch im offenen „Cabrio-Anhänger“ mitnehmen.

Fahrradanhänger haben viele Vorteile:

- Sie können längere Strecken zurücklegen, ohne Ihren Hund zu überlasten
- Auch ein älterer Hund kann Sie so noch auf Fahrradtouren begleiten
- An verkehrsreichen Straßen ist ihr Hund im Anhänger sicherer aufgehoben als neben dem Fahrrad
- Bei zu viel Sonne können Sie dem Hund zwischendurch einen Schattenplatz im Anhänger anbieten
- Neben dem Hund lassen sich auch Trinkwasser, ein Hundehandtuch und ein bisschen Futter im Anhänger verstauen

Es gibt im Fachhandel auch spezielle **Fahrradanhänger für Hunde**, die mit einem Gitternetz bespannt und dadurch besser belüftet sind als Fahrradanhänger für Kinder.

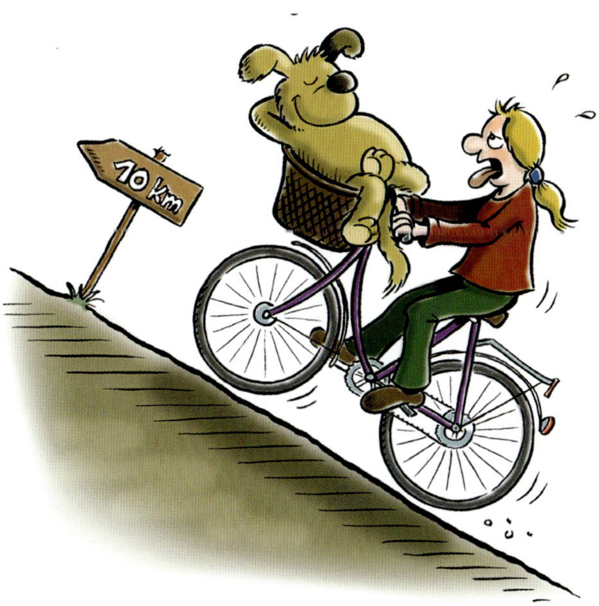

„Wenn ich gewusst hätte, wie groß Poldi mal wird, hätte ich ihn nie an den Fahrradkorb gewöhnt!“

Inline-Skaten

Inline-Skaten ist ein toller Wellness-Sport, der nicht nur die Beine, sondern den ganzen Körper kräftigt. Gerade etwas größere Hunde lieben das Tempo der Inline-Skates, das zwischen dem Joggen und dem Radfahren liegt – es ist die ideale Trabgeschwindigkeit für sie.

Beim Inline-Skaten mit Hund haben Sie aber ein Problem zu lösen: Sie befinden sich auf zwei instabilen Rollenreihen – ein Hund an der Leine, der in irgendeine Richtung zieht, kann Sie sehr schnell umwerfen. Deshalb empfiehlt sich das Inline-Skaten mit Begleithund nur, wenn Ihr Hund **ohne Leine ganz sicher gehorcht** – auch dann, wenn Ihnen andere Hunde, andere Inline-Skater, Reiter, Katzen, Eichhörnchen, Mopeds oder Autos begegnen. Nur wenn Ihr Hund hundertprozentig zuverlässig sofort kommt und sich neben sie setzt oder legt, wenn Sie ihn rufen, sollten Sie ihn zum Inline-Skaten mitnehmen. Das erfordert eine lange Trainingszeit. Haben Sie Geduld – denn wenn Sie den Hund zu früh mitnehmen, laufen Sie Gefahr, dass es zu Stürzen, Unfällen oder Schlimmerem kommt. Üben Sie erst in einem Gebiet, in dem Sie sicher vor Ablenkungen sind, bevor Sie sich auf 8 Rollen und mit vier Pfoten daneben in die Öffentlichkeit wagen. Dass Sie selbst sicher auf den Inlinern stehen müssen versteht sich ja von selbst – Sie müssen nämlich Ihren Hund im Auge behalten!

Tipp: Achten Sie auch beim Inline-Skaten darauf, Ihren Hund nicht zu überlasten! Er sollte traben, und die Strecke sollte, wie beim Radfahren, seiner Größe und seiner Kondition entsprechen.

Wandern

Sie verbringen Ihre Wochenenden und Urlaube am liebsten in Wanderstiefeln und vorzugsweise in den Bergen? Dann hat ihr Hund vermutlich das große Los gezogen, denn die meisten Hunde lieben ausgedehnte Wanderungen! Es gibt für sie unterwegs jede Menge neue Gerüche und neue Eindrücke zu entdecken und zu verarbeiten: Die Nase ist unentwegt im Einsatz und muss zwischen Murmeltier- und Hasenspur unterscheiden, die Pfoten müssen sich den verschiedensten Untergründen anpassen – vom weichen Nadelwaldboden bis zum harten Fels. Und man trifft jede Menge andere Hunde und andere Menschen. Ein ganz großer Pluspunkt ist, dass beim Wandern für Hunde genug Zeit zum gemütlichen Schnüffeln bleibt – ein weiterer, dass Sie viele Stunden gemeinsam mit Ihrem Vierbeiner verbringen!

Wohlfühl-Regel 1: Wenn Ihr Hund (noch) nicht ganz perfekt gehorcht, nehmen Sie ihn in wildreichen Gegenden und auf viel begangenen Wegen an die Leine. Wenn Sie ihm mehr Freiraum geben möchten, empfiehlt sich eine **flexible Leine** mit 5 m oder 8 m Länge, damit er ein wenig die Umgebung erforschen kann.

Wohlfühl-Regel 2: An **gefährlichen Stellen**, z.B. engen Felsgraten, können Sie Ihrem Hund durch Brustgeschirr und Leine mehr Sicherheit vermitteln. Das empfiehlt sich aber nur, wenn Ihr Hund garantiert nicht an der Leine zieht! Sonst purzeln Sie alle beide den Berg hinunter. Falls Sie sich da nicht sicher sind, sollten Sie Ihren Hund besser ableinen; wenn er trittsicher ist, kommt er alleine zurecht.

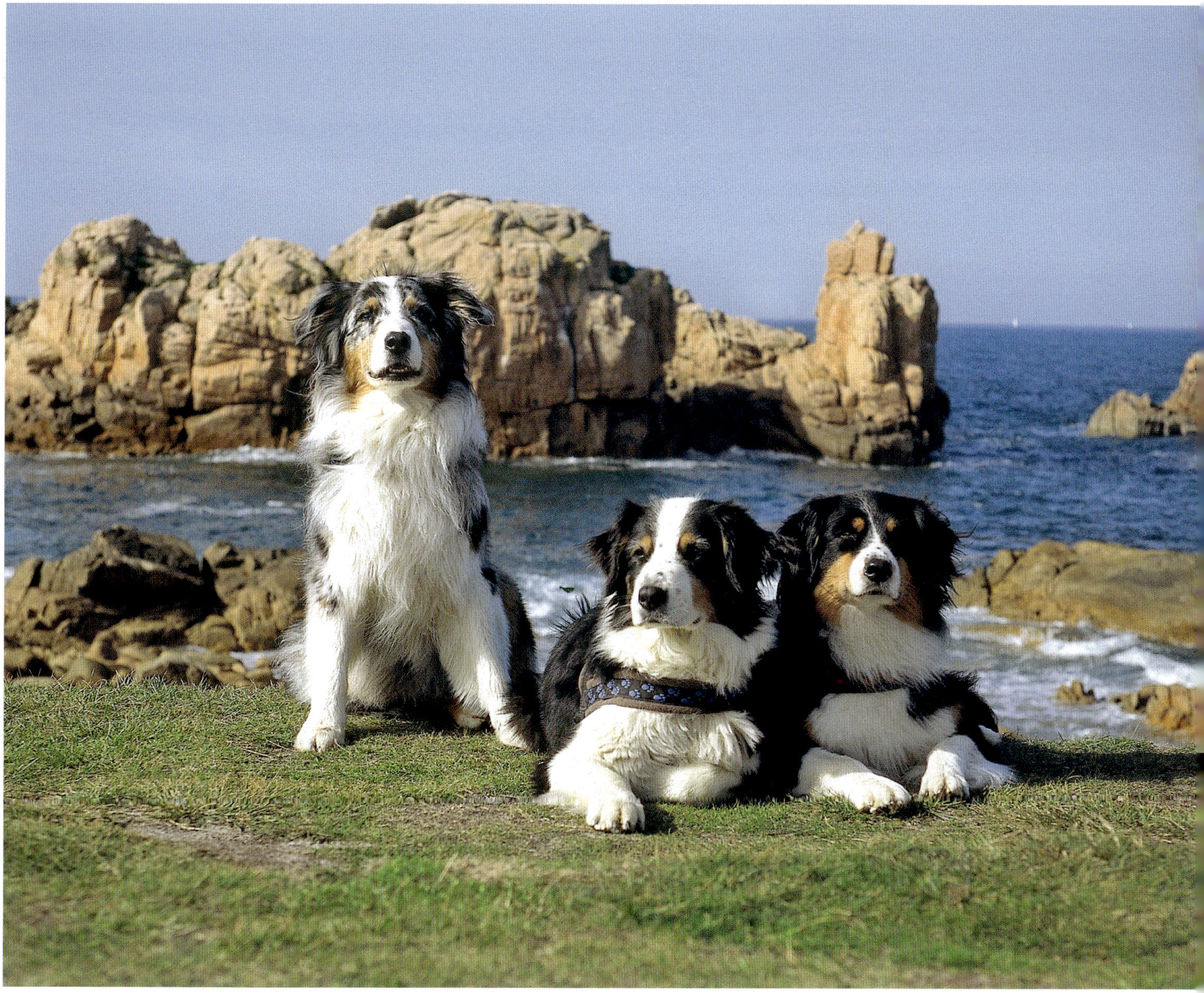

Eine Wanderung mit mehreren Hunden macht noch mehr Spaß, denn sie können zwischendurch miteinander spielen und toben.

Wohlfühl-Regel 3: Fragen Sie an einer Talstation abends, kurz vor dem Schließen, ob Sie probeweise mit Ihrem Hund kurz in eine **Gondel** klettern dürfen. Machen Sie das Tier mit diesem Gefährt bekannt, bevor Sie womöglich eine lange Gondelfahrt mit einem jaulenden, verängstigten Hund durchstehen müssen. Geben Sie ihm in der stehenden Gondel ein paar Leckerlis und lassen Sie ihn wieder aussteigen. Wenn das gut klappt, sollte einer Gondelfahrt am nächsten Tag nichts im Wege stehen.

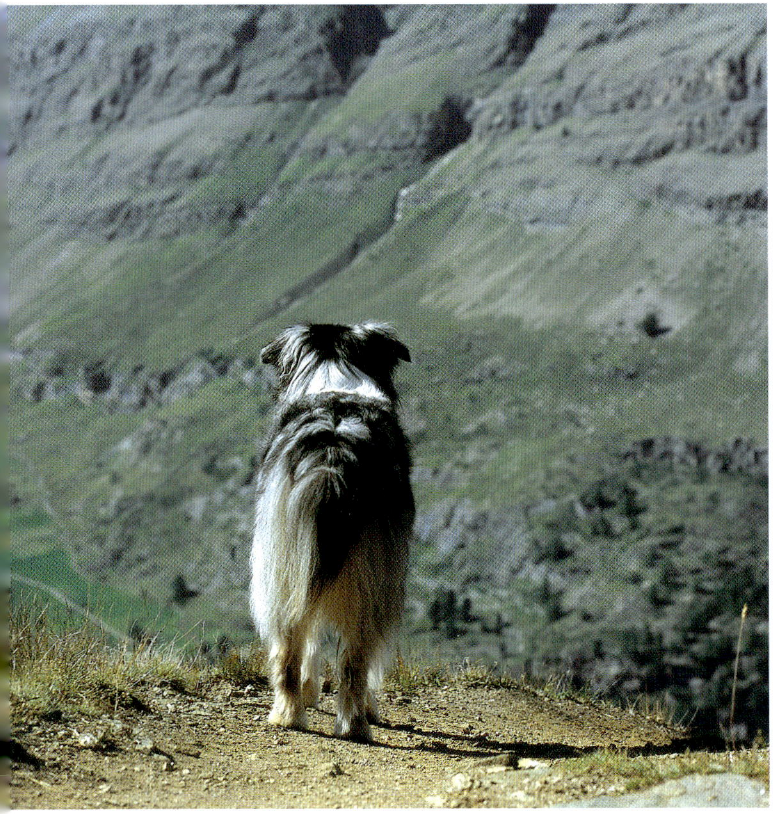

Bergwandern ist jedes Mal ein Riesenspaß für Dusty, die hier offensichtlich das Panorama genießt – oder Murmeltiere wittert?

Wohlfühl-Regel 4: Nehmen Sie genug **Wasser** mit – nicht immer kommt der Hund rechtzeitig an einen Bergbach oder See, um seinen Durst zu stillen.

Wohlfühl-Regel 5: Sehr hellhäutige Hunde mit hellen Augen können durch die stärkere Sonneneinstrahlung im Gebirge **Sonnenbrand** oder **Augenprobleme** bekommen. Es gibt spezielle Sonnenbrillen für Hunde, die beispielsweise bei Lawinensuchhunden eingesetzt werden, um sie vor Schneeblindheit zu schützen. Und meine Hündin Dusty bekommt sogar immer einen Klecks Sonnenschutzcreme auf den hellen Nasenrücken, damit es keinen Sonnenbrand gibt. Das liebt sie zwar nicht sonderlich, aber es hilft.

Wohlfühl-Regel 6: Achten Sie in steilem Gebirge darauf, dass Ihr Hund nicht zu nah an Abruchkanten oder Schluchten herangeht – es passiert immer wieder, dass Hunde im Gebirge **abstürzen** und schwer verunglücken.

Wählen Sie die Strecke so, dass Sie und Ihr Hund sie auch bewältigen können: Wenn Sie nach dreistündigem, schweißtreibendem Aufstieg plötzlich vor einem Klettersteig aufgeben müssen, weil Ihr Hund da nicht hinaufkommt, sinkt der Spaßfaktor schlagartig auf Null.
Inzwischen gibt es immer mehr Angebote für geführte, mehrtägige Gruppenwanderungen mit Hunden. Sie übernachten mitsamt Ihrem vierbeinigen Wandergefährten in vorgebuchten Unterkünften. Das Angebot an Tourenvorschlägen für Wanderungen mit Hund nimmt ebenfalls zu (siehe Internetadressen Seite 109).

9 Köpfchen-Training: Aktivkur für die grauen Zellen!

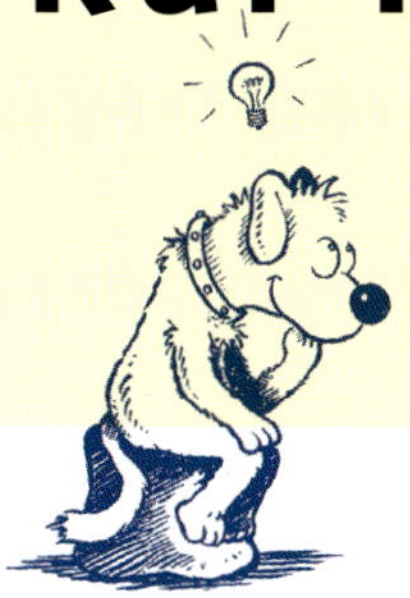

Sie lieben Kreuzworträtsel? Sie lösen gerne Sudoku-Aufgaben? Sie fiebern mit bei „Wer wird Millionär“ und würden zumindest auf dem Sofa zuhause fast immer die Million gewinnen? Dann wissen Sie, dass Denksportaufgaben auch zum Wohlbefinden beitragen können. Ihrem Hund geht es nicht anders: Je öfter Sie ihn knifflige Aufgaben lösen lassen, desto findiger wird er dabei. Für ihn ist das Abwechslung im manchmal sehr eintönigen Hunde-Alltag – und nach dem Lösen der Aufgabe gibt es natürlich eine Belohnung in Form von Futter oder Spiel oder Streicheleinheiten!

Wie lernt ein Hund?

Hunde haben durchaus die Fähigkeit, Problemstellungen zu lösen. Am stärksten ausgeprägt ist diese Fähigkeit bei Welpen, die sich ja ständig mit einer ihnen noch nicht vertrauten Umwelt auseinandersetzen müssen. Wenn Sie bereits in diesem Lebensabschnitt die Problemlösungsfähigkeiten Ihres Hundes fördern, wird er wahrscheinlich sein Leben lang **Spaß an kniffligen Aufgaben** haben. Aber auch ein älterer Hund kann lernen, durch „Köpfchen-Training“ Aufgaben zu lösen und Erfolgserlebnisse zu haben.

Hunde sind soziale Raubtiere. Sie können von uns motiviert werden mit Hilfe von Dingen, die sie lieben: Futter, raubtiergerechte Spiele wie Jagd-, Zerr-, Apportierspiele, Kontakt und Aufmerksamkeit. Im Training lernen Hunde in erster Linie über die Methoden der **operanten** und der **klassischen Konditionierung**, bestimmte Verhaltensweisen mit entsprechenden Signalen zu verknüpfen.

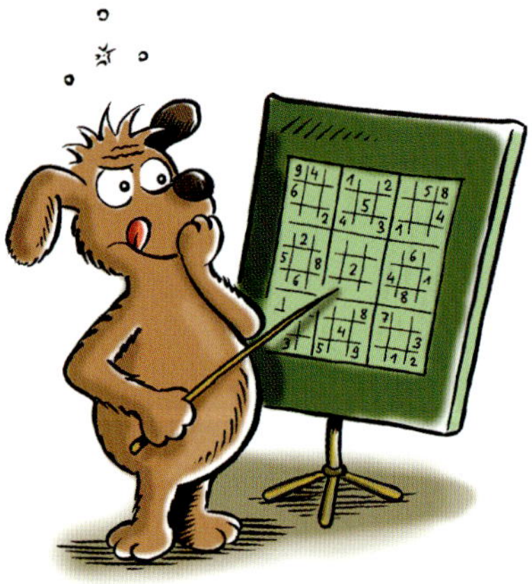

Operante Konditionierung bedeutet, dass ein Verhalten, das wieder und wieder durch Belohnung verstärkt wird, immer häufiger gezeigt wird. Wenn Sie Ihren Hund jedes Mal, wenn er sich hinsetzt, mit einem Leckerchen belohnen, so wird das operante SITZ konditioniert. Je öfter der Hund beim Signal SITZ für das sofortige Hinsetzen belohnt wurde, desto höher ist die Wahrscheinlichkeit, dass er auf das Signal die gewünschte Reaktion zeigt.

Klassische Konditionierung bedeutet, dass eine Sache **ohne** Bedeutung mit einer Sache **mit** Bedeutung verknüpft wird. Futter zum Beispiel ist eine Sache **mit** Bedeutung für den Hund, ein Clicker dagegen hat an sich **keine** Bedeutung für das Tier. Wenn immer nach dem Clicken ein Futterstückchen gereicht wird, erlangt das Clicker-Geräusch irgendwann die gleiche Bedeutung wie das Futter – der Hund ist auf den Clicker konditioniert.

Beim Training und beim Lernen eines Hundes greifen operante und klassische Konditionierung oft ineinander.

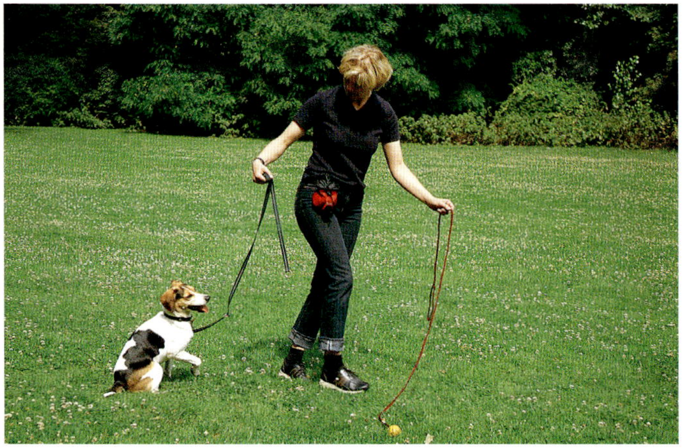

So bringen Sie Ihrem Hund das Apportieren mit der Leine bei: Den Ball an der Schnur wegrollen ...

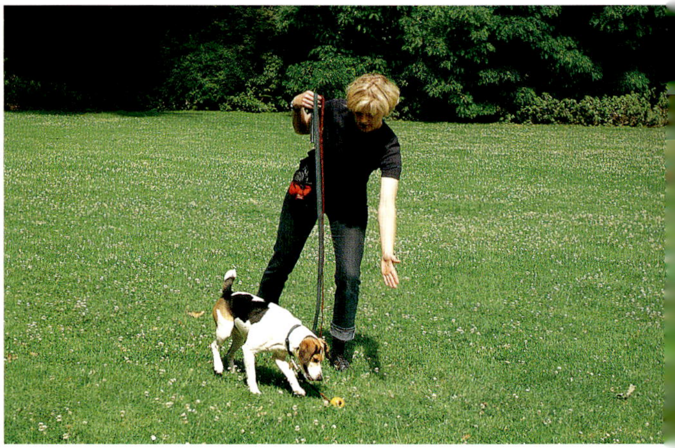

den Hund hinterherlaufen lassen ...

Köpfchen-Training Unterstufe

Beginnen Sie mit ganz **einfachen Aufgaben**, damit Ihr Hund rasche Erfolgserlebnisse hat und nicht zu früh aufgibt. Machen Sie nur eine bis höchstens drei Aufgaben pro Tag, und brechen Sie danach ab – dadurch bleiben die Denksportaufgaben etwas Besonderes, und Ihr Hund freut sich darauf!

Apportieren

Die meisten Hunde reagieren dank ihres Jagdinstinktes darauf, wenn Sie mit einem Spielzeug oder einem Ball vor ihrer Nase herumwedeln, den Gegenstand hoch werfen und wieder auffangen, ihn hinter Ihrem Rücken verstecken und wieder hervorholen – irgendwann möchte der Hund diese spannende Beute auch haben.

Üben Sie anfangs am besten mit einem Gegenstand, den Sie gut unter Kontrolle haben, beispielsweise einem **Ball** an einer 1,5 Meter langen **Schnur**. Machen Sie den Ball erst einmal ungeheuer interessant und wichtig durch Hochwerfen, Fangen, Verschwinden lassen, und sobald Ihr Hund Interesse zeigt, ziehen Sie den Ball vor dem Hund über den Boden. Wenn er hinterherläuft, loben Sie ihn. Wenn er den Ball ins Maul nimmt, loben Sie ihn noch mehr. Halten Sie die Schnur fest, und ziehen Sie die Schnur langsam ein, bis Sie Ihrem Hund den Ball aus dem Maul nehmen können. Belohnen Sie ihn sofort mit einem Leckerchen und spielen Sie das Spiel dann erneut. Belohnen Sie bei einem gut motivierten Hund später nur noch den Moment, in dem er Ihnen den Ball in die Hand gibt.

Mit der Schnur verhindern Sie, was viele Hunde gerne tun: Mit der Beute davon laufen und sie vielleicht sogar bewachen, anstatt sie zu Ihnen zu bringen. Der **Schnur-Trick** lehrt den Hund: Die Belohnung gibt es nur, wenn ich den Ball in die Hand meines Besitzers lege. Wenn Ihr Hund das so verinnerlicht hat, dass Sie die Schnur nicht mehr brauchen, können Sie mit anderen Gegenständen das Training fortsetzen.

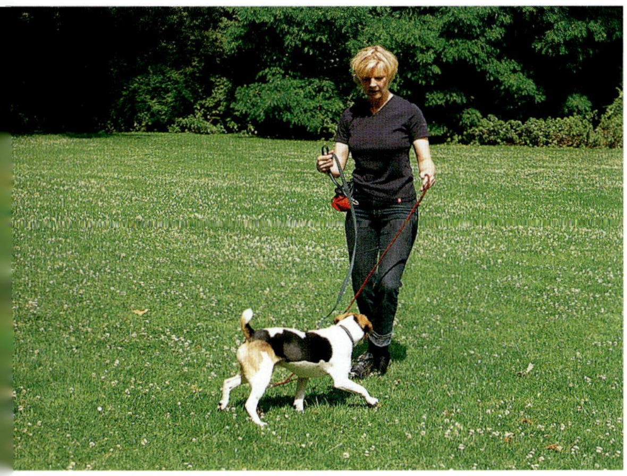

wenn er den Ball aufnimmt, holen Sie ihn langsam an Schnur und Leine zu sich heran ...

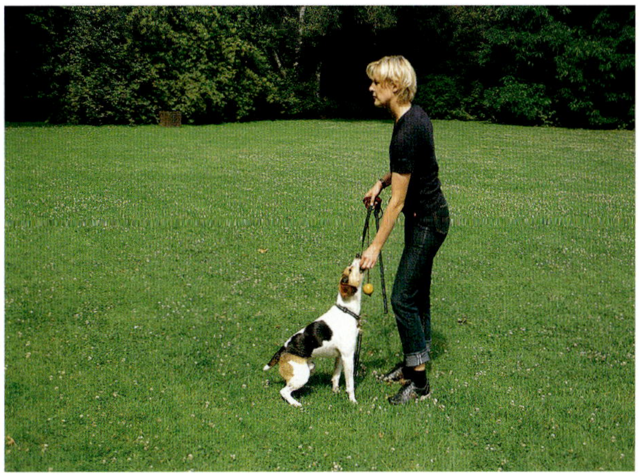

und lassen sich den Ball geben. Dann belohnen!

Such verloren

Mit dieser Übung können Sie das Gehirn Ihres Hundes auch bei einem ansonsten eher langweiligen Spaziergang immer auf Trab bringen. Er sollte allerdings bereits apportieren können.

Schritt 1: Nehmen Sie einen alten Handschuh und ein Stofftaschentuch mit auf den Spaziergang. Machen Sie mitten auf dem Spaziergang plötzlich viel Brimborium um den alten Handschuh: Werfen Sie ihn in die Luft und fangen Sie ihn wieder auf, wedeln Sie damit vor dem Hund herum – und dann werfen Sie ihn hinter sich.

Schritt 2: Läuft Ihr Hund jetzt zu dem Handschuh, rufen Sie „SUCH VERLOREN", und wenn er ihn bringt, loben Sie ihn und belohnen Sie ihn.

Schritt 3: Machen Sie das Gleiche mit dem Stofftaschentuch. Auch hier loben Sie Ihren Hund überschwänglich, wenn er Ihnen das Taschentuch bringt. Wiederholen Sie die Übung mehrmals.

Schritt 4: Beim nächsten Spaziergang nehmen Sie andere Gegenstände mit und „verlieren" sie. Apportierfreudige Hunde haben viel Spaß an diesem Spiel, das den Spaziergang interessanter macht.

Futter verstecken

Eine ganz einfache Übung ist das Verstecken von Futter: Legen Sie ein Futterstückchen vor Ihren Hund auf den Boden und lassen Sie ihn das fressen. Dann legen Sie vor seinen Augen wieder das Futterstückchen auf den Boden und stülpen eine Plastikschüssel darüber. Warten Sie ab, was Ihr Hund tut: Er wird ziemlich sicher versuchen, mit der Nase die Schüssel wegzuschieben, vielleicht nimmt er auch die Pfoten zu Hilfe. **Bleiben Sie geduldig**, auch wenn er erst einmal nur die Schüssel über den Boden schiebt – irgendwann hat er es geschafft und holt sich das Leckerchen! Loben Sie ihn – und machen Sie die Aufgabe nach zwei, drei Malen schwieriger: Lassen Sie den Hund nicht mehr zuschauen, und stellen Sie drei umgedrehte Schüsselchen auf den Boden. Nur unter einer liegt das Futter. Wie lange braucht Ihr Hund, um es zu finden? Feuern Sie ihn an, wenn er die Lust verliert, und loben Sie ihn, wenn er sein Futterstückchen gefunden hat! Sobald er suchend auf die Schüssel zuläuft, sagen Sie jedes Mal das Signal „SUCH!"

Im nächsten Schritt nehmen Sie das schon bekannte Schüsselchen und verstecken es mit Futter darunter so, dass Ihr Hund es nicht gleich sieht, aber trotzdem rasch finden kann. Nehmen Sie ein **geruchsstarkes Futter** wie Würstchen oder

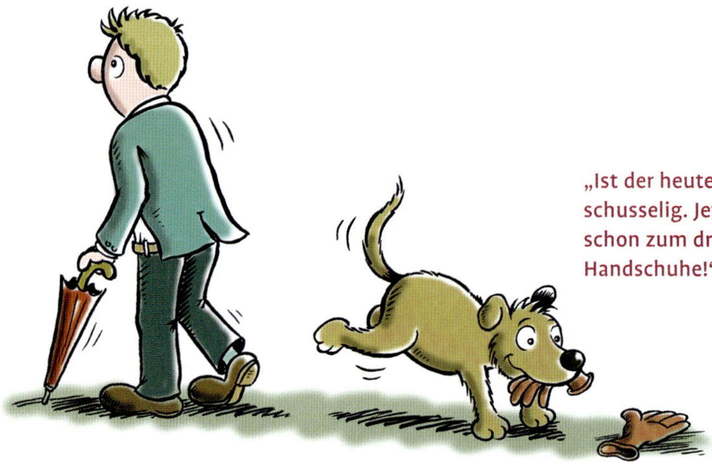

„Ist der heute aber wieder schusselig. Jetzt verliert er schon zum dritten Mal seine Handschuhe!"

Käse, das macht es am Anfang leichter. Schicken Sie ihn mit „SUCH" los und loben Sie ihn, wenn er das Leckerchen entdeckt und „ausgegraben" hat.

Jetzt sind Ihrer **Fantasie keine Grenzen** gesetzt: Platzieren Sie Futter in leeren Klopapierrollen, in leeren Küchenrollen mit kleinen Papierstopfen links und rechts, in leeren Joghurtbechern – und verstecken Sie diese an immer schwierigeren Plätzen in der Wohnung oder im Haus. Lassen Sie Ihren Hund mit SITZ und BLEIB an einem Ort in der Wohnung absitzen, während Sie in einem anderen Zimmer das Futter verstecken. Schicken Sie ihn dann mit „SUCH" los – und freuen Sie sich mit ihm, wenn er es gefunden hat.

Tipp: Im Fachhandel gibt es auch spezielles Spielzeug, das sich mit Futter füllen lässt und es dem Hund unterschiedlich schwer macht, an die Leckerbissen dranzukommen:

- **Kunststoffbehälter wie z.B. Kongs mit Hohlräumen zum Futter verstecken,**
- **Bälle oder Würfel, die eine größenverstellbare Öffnung haben, aus der nur dann Futter herauskullert, wenn der Hund den Ball oder Würfel mit der Nase oder Pfote durch das Zimmer rollt,**
- **befüllbare oder schon befüllte Knochen aus Rinderhaut.**

Lassen Sie Ihren Hund ruhig arbeiten für sein Futter! Wenn es Ihnen und Ihrem Hund Spaß macht, können Sie die gesamte Tagesration verstecken. Achten Sie aber immer darauf, dass die Futterration trotz Belohnungsleckerchen nicht zu umfangreich wird. Suchspiele sind für Hunde eine tolle Abwechslung im Alltag und sie fördern die Bindung an den Menschen. Außerdem sind sie eine prima Möglichkeit, sehr nervöse Hunde konzentriert und ruhig zu beschäftigen.

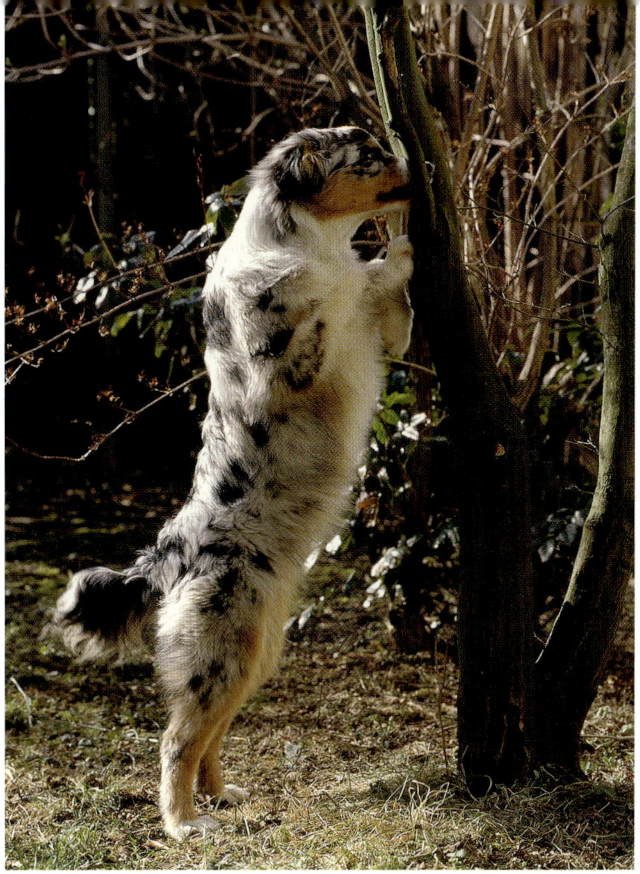

Wo hat er denn dieses Mal wieder das Spielzeug versteckt? Ich kann es doch schon riechen!

Spielzeug verstecken

Genau wie Futter lässt sich auch das **Lieblingsspielzeug** Ihres Hundes prima verstecken. Am einfachsten geht dieses Spiel, wenn er bereits das Signal SUCH kennt und wenn das Spielzeug einen Namen hat, den er damit verknüpft. Dann können Sie ihm, während er SITZ und BLEIB macht, beispielsweise den Stoffpinguin kurz vor die Nase halten und damit herumwedeln, bevor Sie ihn unter einer alten Zeitung verstecken und Ihren Hund mit SUCH PINGUIN losschicken: Er wird ziemlich sicher die Zeitung zerfetzen und triumphierend mit dem Spielzeug im Maul auftauchen! Wenn Ihr Hund bereits apportieren kann, lassen Sie sich das Spielzeug in die Hand

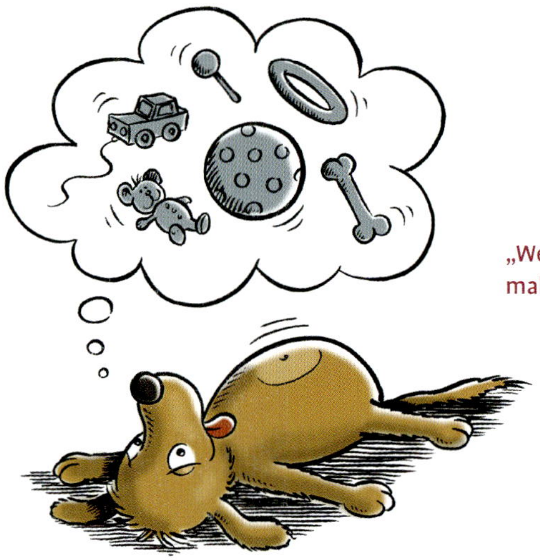

„Welches war denn noch mal der Teddybär?"

geben, bevor die nächste Runde beginnt. Vielleicht belohnen Sie ihn noch zusätzlich durch ein kurzes Zerrspiel mit dem Spielzeug, das macht die ganze Sache noch spannender. Das Zerrspiel sollte allerdings nicht zu wild ablaufen, sonst müssen Sie ständig neues Spielzeug kaufen!

Tipp: Variieren Sie die Verstecke so oft wie möglich – nur dann ist es echtes „Köpfchen-Training" für Ihren Hund. Die meisten Hunde merken sich nämlich die Verstecke, die Sie schon mal benutzt haben.

Auch hier gibt es für Ihre Fantasie und die Spielfreude Ihres Hundes keine Grenzen. Wenn er einmal verstanden hat, dass er auf Ihr SUCH-Signal hin den Gegenstand suchen muss, den Sie ihm vorher gezeigt haben, können Sie die Spielsachen überall verstecken. Steigern Sie dabei in kleinen Schritten den Schwierigkeitsgrad. So ist es für viele Hunde schwieriger, das Spielzeug zu finden, wenn es nicht auf Bodenhöhe, sondern auf einem Stuhl, einem Regal oder einem Fenstersims liegt. Im Garten gibt es unzählige Versteckmöglichkeiten.

Köpfchen-Training Oberstufe

Wenn Ihr Hund an den ersten Denksportaufgaben viel Spaß hatte, sollten Sie mit ihm zur Oberstufe übergehen. Jetzt wird es richtig anstrengend für das Hundegehirn – also lassen Sie Ihrem Vierbeiner viel Zeit bei den ersten Versuchen, ermutigen Sie ihn immer wieder und arbeiten Sie in ganz kleinen Schritten. Überlegen Sie vorher genau, wie Sie Ihrem Hund diese Aufgaben klarmachen möchten – nur dann klappt es nachher auch, und nur dann vermeiden Sie Frustrationssituationen für den Hund und für sich selbst.

Zwei Gegenstände unterscheiden

Bevor Sie diese schwierige Denksportaufgabe mit Ihrem Hund anpacken, sollte er folgende Signale sicher beherrschen: SITZ und BLEIB, SUCH und BRING. Wenn das klappt, muss er zunächst die Namen von zwei Gegenständen kennenlernen. Nehmen wir beispielsweise **Ball** und **Qietschente**. Das üben Sie am besten mit Hilfe des Clickers. Und Sie müssen die Übungen auf viele Tage verteilen – überstürzen Sie nichts, sonst kommt Ihr Hund durcheinander.

Schritt 1: Beginnen Sie mit dem einen Gegenstand – nehmen wir als Beispiel den **Ball**. Legen Sie den Ball auf den Boden. Sobald Ihr Hund den Ball anstupst oder in die Schnauze nimmt, sagen Sie „Ball", klicken und belohnen Ihren Hund. Wenn Sie den Eindruck haben, dass er weiß, was mit „Ball" gemeint ist, schicken Sie ihn los mit „SUCH Ball". Wenn er schnurstracks zum Ball läuft, klicken Sie, sobald er den Ball berührt, und belohnen ihn. Wenn er schon mit dem Signal „BRING" vertraut ist, können Sie ihn auch mit dem Signal „BRING Ball" losschicken. Dann klicken und belohnen Sie erst, wenn er Ihnen den Ball in die Hand legt.

Schritt 2: Wenn er diese Abfolge sicher beherrscht, üben Sie den zweiten Gegenstand genauso ein.

Schritt 3: Im nächsten Schritt legen Sie mal den Ball hin und lassen sich mit „BRING Ball" den Ball bringen, dann legen Sie die Quietscheente hin und lassen sich mit „BRING Quietscheente" die Ente bringen. Achten Sie darauf, keinen regelmäßigen Wechsel vorzunehmen, sondern beispielsweise dreimal Ball, dann einmal Ente, dann einmal Ball, dann zweimal Ente hinzulegen.

Schritt 4: Wenn dieser Schritt auch richtig gut klappt, kommt die Nagelprobe: Legen Sie **Ball und Quietscheente** mit mindestens zwei Metern Abstand dazwischen auf den Boden und schicken Sie Ihren Hund mit „BRING Ball" los. Läuft er zum Ball und bringt ihn, klicken Sie und belohnen Sie ihn. Lassen Sie ihn noch einmal den Ball bringen. Dann schicken Sie ihn mit „BRING Quietscheente" los. Läuft er tatsächlich zur Ente und bringt sie, hat er sich einen Click und anschließend eine Super-Belohnung verdient!

Drei und mehr Gegenstände unterscheiden

Wenn Ihr Hund das Unterscheiden von zwei Gegenständen mit 100% Trefferquote richtig macht, können Sie ihm weitere Gegenstände beibringen. Arbeiten Sie langsam, gehen Sie Schritt für Schritt vor, fügen Sie immer nur ein neues Spielzeug hinzu und sichern Sie ab, dass die Unterscheidung ganz sicher klappt, bevor Sie den nächsten Gegenstand dazunehmen.

Tipp: Die meisten Hunde finden diese Trainingseinheiten spannend, aber auch sehr anstrengend. Entwickeln Sie ein Gefühl dafür, wie lange Ihr Hund sich konzentrieren kann, und beenden Sie die Übungen rechtzeitig, damit er nicht den Spaß an der Sache verliert!

Wenn Sie möchten, können Sie Ihrem Hund statt dem Bringen verschiedener Spielzeuge natürlich auch das Bringen nützlicher Gegenstände beibringen: Ihr Leben wird ganz schön bequem, wenn er die Fernbedienung, die Autoschlüssel oder das Handy bringt, ohne sie zu zerkauen– aber

Sehr praktisch, wenn einer das Handy bringt!

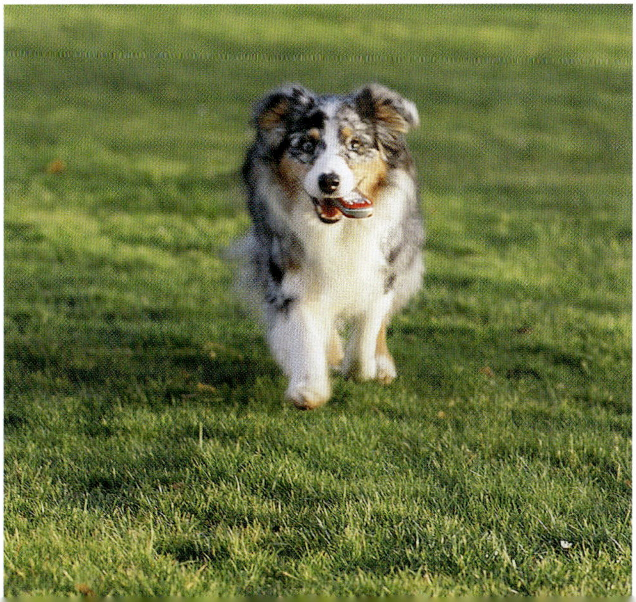

dafür haben Sie immer ein bisschen Hundespucke an den gebrachten Gegenständen. Wer das nicht mag, muss sie in unterschiedliche Etuis verpacken. Und üben Sie anfangs lieber mit einem Spielzeug-Handy für Kinder – wenn Ihr Hund zu fest zupackt, kann das sonst teure Folgen haben!

Hunde als Helfer

Wenn Sie und Ihr Hund Spaß am Köpfchen-Training haben, können Sie auch Dinge aus dem täglichen Leben trainieren: Ihr Hund kann für Sie Türen öffnen, Lichtschalter bedienen, Schubladen öffnen und schließen ... Hier sind Ihrer Fantasie und dem Spaß am gemeinsamen Training keine Grenzen gesetzt. Allerdings sollten Sie vorher immer **genau überlegen**, ob Sie wirklich möchten, dass Ihr Hund das alles kann:

- Wenn ein Hund Türen öffnen kann, müssen Sie eventuell später alle Türen verschließen, die er nicht öffnen soll.
- Wenn Ihr Hund Schubladen öffnen kann, darf er sich dann auch selbst an den Keksen aus der Schublade bedienen?
- Der Lichtschalter leidet ziemlich unter den Hundepfoten, die meisten Tapeten werden durch Kratzspuren nicht hübscher ...

Ungefährlicher sind die unzähligen **Apportiermöglichkeiten**:

- Die Brötchentüte vom Bäcker nach Hause tragen (Vorsicht – nur für Hunde geeignet, die nicht gleich die Brötchen wegfuttern wollen!)
- Die Zeitung holen
- Die Hausschuhe bringen
- Die Hundeleine bringen
- Den Regenschirm tragen
- Die Hausschlüssel bringen
- Die leere Futterschüssel bringen
- Den Handfeger und die Kehrschaufel bringen

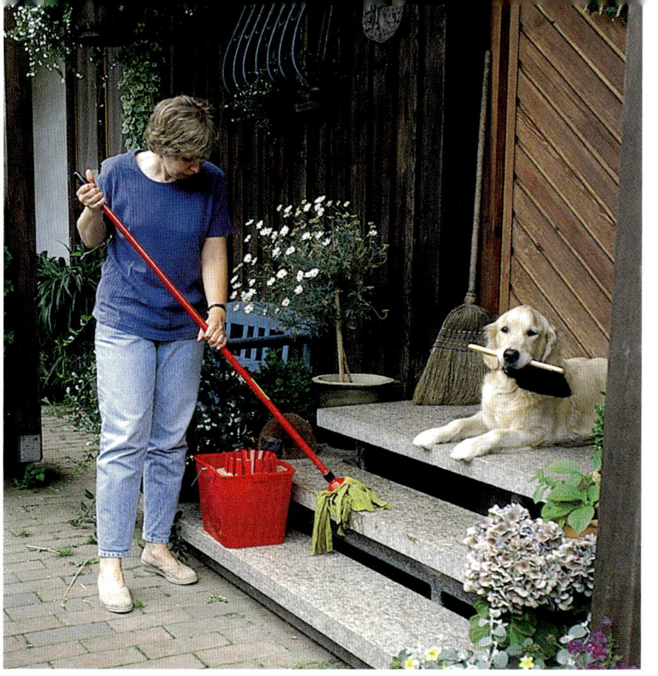

Dieser Golden Retriever bringt zum Putzen den Kehrbesen mit.

Wenn Ihr Hund Gegenstände sehr vorsichtig ins Maul nimmt und nichts runterschluckt, kann er Ihnen auch bei anderen Dingen **im Haushalt helfen**, beispielsweise

- Wäscheklammern anreichen
- Schmutzige Socken in den Wäschekorb räumen
- Altpapier in den Papierkorb werfen
- Leere Joghurtbecher in den Plastikmüllsack werfen
- „Postbote" spielen und schriftliche Nachrichten ins Kinderzimmer bringen

Und wenn Sie jetzt fragen, was das alles mit Wohlbefinden für den Hund zu tun hat, gibt es darauf eine ganz einfache Antwort: Ihr Hund macht keinen Unterschied zwischen „Ball bringen" und „Wäscheklammern geben". Es ist ihm völlig egal, ob er Ihre Hausschuhe bringt oder die Zeitung oder die Brötchentüte – er will einfach eine **Aufgabe erfüllen** und anschließend dafür belohnt werden. Also vergessen Sie nicht, ihn immer mal wieder für eine super Leistung mit einem Leckerchen zu belohnen oder mit einem tollen Zerrspiel, wenn er brav das Altpapier aufgeräumt hat.

Fährten lesen

Sie genießen es, am Sonntag vormittag in aller Ruhe die Zeitung zu lesen und sich über alles zu informieren, was in Ihrer Stadt vor sich geht? Für Ihren Hund findet das Zeitunglesen draußen statt, wenn er all die vielen aufregenden Gerüche analysiert, die seine hochempfindliche Nase entdeckt: Da war der Nachbarsrüde vor zwei Stunden unterwegs, hier ist die schwarze Katze über die Straße gerannt, dort sind die Kinder aus der Schule zurückgekommen, und da ist doch noch ein leckeres altes Pommes in der Tüte da hinten – Ihr Hund weiß das alles, wenn er draußen ein bisschen geschnuppert hat! Wenn Ihr Hund gerne seine Nase einsetzt, können Sie ihn mit einer tollen Aufgabe beglücken: Fährten lesen.

Wohlfühl-Regel 1: Üben Sie am Anfang auf einer **kürzlich gemähten Wiese**. Am besten üben Sie am frühen Vormittag, weil sich dann noch nicht so viele fremde Spuren und Gerüche im Gras festgesetzt haben, die Ihren Hund ablenken können. Außerdem sollte möglichst **wenig Ablenkung** sein, damit Ihr Hund sich voll auf die neue Aufgabe konzentrieren kann. Wählen Sie für den Anfang möglichst **windstille Tage** ohne Regen für das Fährtentraining – bei Regen oder heftigem Wind und auch bei Kälte verfliegen die Spuren schneller.

Wohlfühl-Regel 2: Ihr Hund sollte nicht gerade vom Futternapf kommen, sondern hungrig sein, damit er die Fährte aus Futterstückchen gerne verfolgt.

Wohlfühl-Regel 3: Benutzen Sie ein Brustgeschirr und dazu eine 10 m lange Fährtenleine.

Sie können das Fährtenlesen schon im Welpenalter üben – dann legen Sie aber nur ganz kurze Strecken aus und steigern die Distanz ganz langsam.

Schritt 1: Legen Sie Ihren Hund auf der Wiese ab. Falls er PLATZ und BLEIB noch nicht beherrscht, binden Sie ihn an einem Baum oder Zaun an.

Schritt 2: Legen Sie jetzt den **Startpunkt** der Fährte fest, indem Sie ein paar Mal auf der Stelle treten. Markieren Sie den Startpunkt mit einem kleinen Stöckchen, das Sie in den Boden stecken.

Schritt 3: Gehen Sie mit kurzen Schritten geradeaus, und legen Sie in Abständen von etwa 30 cm Wurst- oder Käsestückchen auf den Boden. Am Ende der Fährte – am Anfang reichen 20 m – platzieren Sie einen **Jackpot**: entweder ein Futterhäufchen oder das Lieblingsspielzeug Ihres Hundes. Machen Sie dann einen möglichst großen Sprung zur Seite und gehen Sie in weitem Abstand zur Fährte zu Ihrem Hund zurück. Warten Sie dort einige Minuten, bis sich der Fährtengeruch entwickelt hat.

Schritt 4: Führen Sie Ihren Hund jetzt an der kurz gefassten Fährtenleine an den Startpunkt. Lassen Sie ihn das erste Leckerchen finden, und loben Sie ihn, wenn er weiterschnüffelt! Lassen Sie ihn an **lockerer Leine** weitersuchen. Wenn er zu weit von der Fährte abweicht, führen Sie ihn sanft dorthin zurück und zeigen ihm das nächste Leckerchen. Wenn er am Ende der Fährte den „Jackpot" erreicht hat, loben Sie ihn überschwänglich! Falls dort sein Spielzeug lag, schließen Sie ein kurzes Belohnungsspiel an.

Schritt 5: Bei den nächsten Trainingseinheiten **vergrößern Sie den Abstand** zwischen den Leckerlis immer weiter, denn eigentlich soll der Hund ja Ihrer Fährte und nicht dem Geruch der Leckerchen folgen. Wenn Ihr Hund nach einigen Trainingseinheiten das „Lesen" der Fährte verstanden hat, können Sie auf die Leckerchen ganz verzichten, dann gibt es nur noch die Belohnung am Ende der Fährte.

Sollte Ihr Hund am Fährtenlesen Gefallen gefunden haben, können Sie jetzt die **Ansprüche steigern**:

- Lassen Sie den Hund an der 10 m langen Fährtenleine sehr weit vorausgehen, sodass er selbstständig arbeitet
- Legen Sie längere Fährten
- Bauen Sie Winkel und Richtungswechsel ein
- Verlängern Sie die Zeitspanne zwischen Legen der Fährte und Beginn der Fährtensuche

Einen Hund, der sehr gut gehorcht und gerne apportiert, können Sie später auch ohne Leine auf die Fährte schicken. Platzieren Sie sein Apport-Bringsel am Ende der Fährte, sodass er es hinterher zu Ihnen zurückbringt.

Hunde können mit ihren feinen Spürnasen übrigens ganz erstaunliche Leistungen verbringen: Selbst nach **24 Stunden** können geübte Suchhunde einer Fährte sogar in den belebten Straßen einer Stadt noch folgen! **Rettungshunde** und **Lawinensuchhunde** können verschüttete Opfer unter Bergen von Schnee oder Geröll ausfindig machen. **Drogenspürhunde** finden auch winzigste Rauschgiftmengen, die beispielsweise in einer Autokarosserie versteckt sind, und vierbeinige **Sprengstoffexperten** kontrollieren an Flughäfen und Bahnhöfen unbeaufsichtigte Gepäckstücke. Inzwischen gibt es auch **Trüffelsuchhunde**, Hunde, die **Schimmelpilze** oder bestimmte **Schadstoffe** in Wohnungen aufspüren, oder Hunde, die in Australien am Flughafen kontrollieren, ob jemand verbotenerweise irgendwelches **Obst** im Reisegepäck hat.

Tipp: Der gezielte Einsatz ihrer Spürnase ist für Hunde zwar eine spannende Aufgabe, aber es strengt sie auch sehr an. Gönnen Sie Ihrem Hund also nach einer anstrengenden Fährtenarbeit eine richtig schöne Ruhepause!

Wenn Sie noch intensiver Fährtenarbeit machen möchten, sollten Sie sich an einen **Hundesportverein** in Ihrer Umgebung wenden. Im Hundesport wird mit Fährten bis zu 2 Kilometer Länge gearbeitet. In der Jagdhundeausbildung sollen die Hunde lernen, der Fährte von verletztem Wild zu folgen. Deshalb werden die Fährten mit Rehblut gelegt, und der Hund lernt im Training, sie auch nach 24 Stunden noch erfolgreich zu verfolgen.

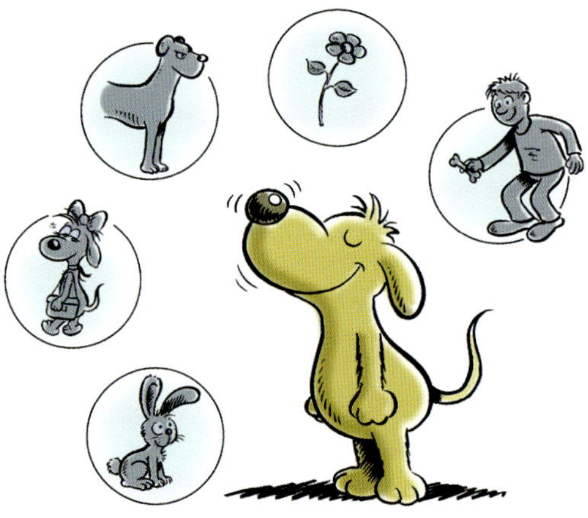

„Hier war echt was los auf der Wiese! Welcher Fährte soll ich denn nun folgen?"

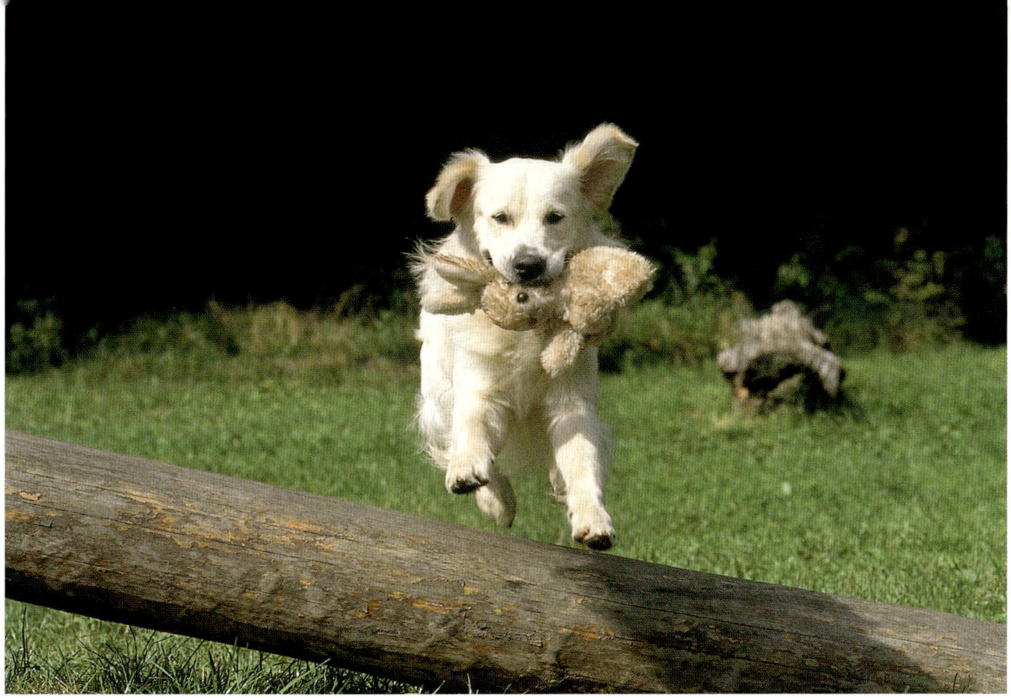

Der junge Golden Retriever hat das versteckte Spielzeug gefunden und bringt es sichtlich stolz zurück.

Kombi-Aufgaben

Wenn Ihr Hund so richtig Spaß hat an all diesen „Denkspielen", können Sie sie natürlich auch beliebig untereinander kombinieren:

- Legen Sie auf der Wiese eine Fährte, am Ende findet sich ein Futterball, aus dem Ihr „Detektiv auf vier Pfoten" sich seine Belohnung holen kann
- Legen Sie im Garten eine Fährte mit dem Apport-Bringsel am Ende. Wenn er das Bringsel abliefert, tauschen Sie es gegen eine oben und unten zugestopfte leere Küchenrolle, in der die Futter-Belohnung versteckt ist
- Legen Sie eine Fährte, an deren Ende drei umgedrehte Blumentöpfe stehen. Ob Ihre Spürnase wohl gleich den richtigen Blumentopf umdreht? Denn nur unter einem findet sich die Belohnung
- Legen Sie verschiedene Spielzeuge (z.B. Ente, Pinguin, Ball, Stöckchen, Dummy) an einen Versteckplatz, und schicken Sie Ihren Detektiv mit dem Signal „SUCH Dummy" los. Ob er wohl das richtige Spielzeug zurückbringt? Wenn ja, gibt es natürlich einen Riesen-Jackpot als Belohnung!

Auch hier sind Ihrer Fantasie keine Grenzen gesetzt – aber denken Sie daran, Ihren Hund nicht zu überfordern, sonst verliert er den Spaß an diesen spannenden Spielideen. Wenn es zu anstrengend wird, zeigen viele Hunde **Beschwichtigungssignale** wie das rasche Lecken über die Schnauze, das Abwenden des Kopfes, Gähnen oder am Boden schnüffeln. Nehmen Sie solche Signale ernst und beenden Sie die Übung möglichst rasch. Wenn die gestellte Aufgabe zu schwierig war, brechen Sie ab und ersetzen Sie sie durch eine einfache Übung, die ganz sicher klappt, sodass Sie diese Trainingseinheit auf jeden Fall mit einem Erfolgserlebnis für den Hund beenden.

Ich mache das Köpfchen-Training mit meiner Hündin Dusty nur einmal pro Woche – und sie hat einen Riesenspaß daran! Danach ist sie aber jedes Mal im wahrsten Sinne des Wortes hundemüde ...

10 Spielen: Spaß für Hund und Mensch

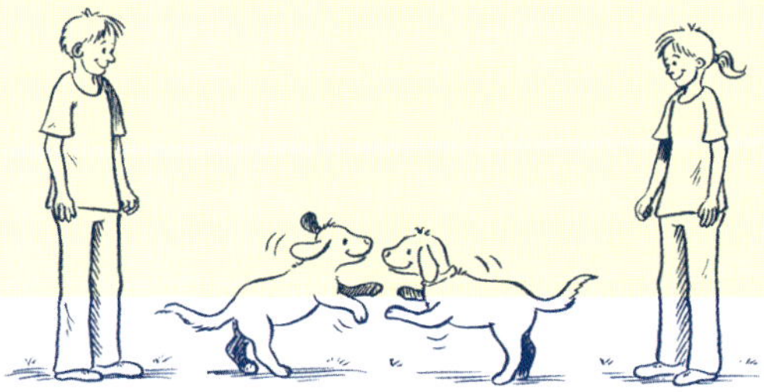

Sie haben Spaß am Badminton, am Golf spielen oder am Tennis? Nach so einem Match sind Sie – nach einer erfrischenden Dusche – so richtig entspannt und gut gelaunt? Das geht Ihrem Hund nicht anders – allerdings braucht er keine Tennis- oder Badmintonschläger und auch keinen Golfplatz, sondern einfach einen spielfreudigen Besitzer und möglichst noch ein paar Hundefreunde.

Dann kann er sich mit allen in Rennspielen messen, bei Wasserspielen herumplantschen oder sich beim Frisbee-Spielen verausgaben. Und das Schönste am Spielen ist: Sie brauchen keine Leckerlis! Denn Spielen ist für Hunde eine selbstbelohnende Aktivität. Es macht sie zufrieden und entspannt. Für viele Hunde ist ein Spiel sogar die beste Belohnung nach einem gut absolvierten Gehorsamstraining!

Spiele mit anderen Hunden

Spiel-Regel 1: Geben Sie Ihrem Welpen ausreichend und regelmäßig Gelegenheit zum Spiel mit anderen Welpen, mit Junghunden und auch mit erwachsenen Hunden. Das ist sehr, sehr wichtig für das Erlernen des richtigen **Sozialverhaltens**. Nur wenn der Welpe im Spiel gelernt hat, wie seine Körpersprache auf andere wirkt und was die Körpersprache anderer Hunde für ihn bedeutet, wird er später bei Begegnungen mit fremden Hunden alles richtig verstehen und gut zurechtkommen.

Achten Sie aber darauf, dass im Welpenspiel oder auch im Spiel mit erwachsenen Hunden der Welpe nicht durch grobes Verhalten oder durch schwergewichtige Spielpartner verletzt wird. Greifen Sie gegebenenfalls ein und verordnen Sie allen Spielteilnehmern eine kurze **Ruhepause**. Danach verläuft das Spiel meistens ruhiger.

Im Spiel erlernt der Welpe übrigens auch die **Beißhemmung**: Wenn er andere Hunde mit seinen spitzen Milchzähnen zu fest zwickt, brechen diese das Spiel ab oder verwarnen ihn mit einem kurzen Hochziehen der Lefzen oder einem Knurrlaut. Dadurch lernt der kleine Racker schnell, wie weit er gehen darf.

Spiel-Regel 2: Achten Sie bei größeren Spielgruppen auf **Mobbing-Situationen**. Normalerweise wechselt bei Rennspielen immer mal der „Gewinner" mit dem „Verlierer", und auch bei Kampfspielen sollte mal der eine, mal der andere Hund der „Unterlegene" sein. Wenn sich die ganze Gruppe auf ein „Opfer" konzentriert, brechen sie das Spiel sofort ab.

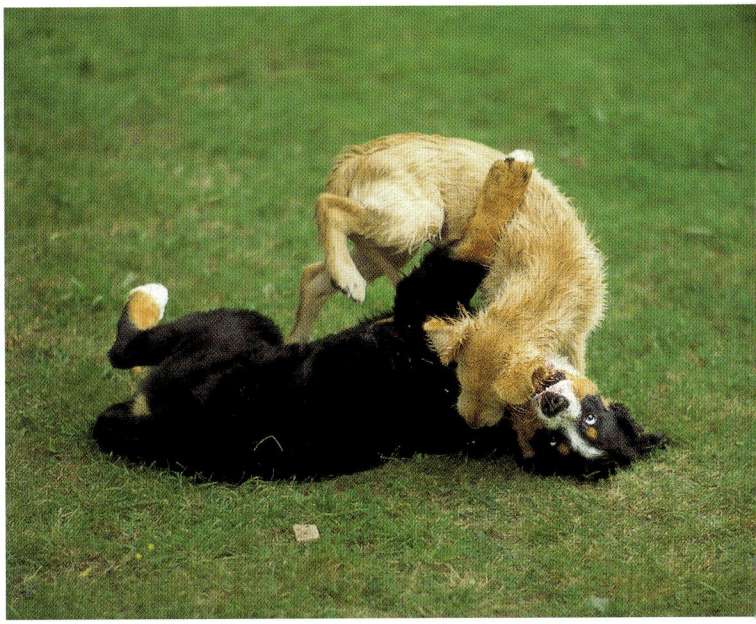

Das Spielen mit anderen Welpen ist notwendig, um die richtigen Verhaltensweisen gegenüber Artgenossen für später einzuüben.

Spiel-Regel 3: Wenn Ihr Hund einen besten Hundefreund oder eine beste Hundefreundin hat, mit der er sich sehr gut versteht, sollten Sie diese Beziehung unterstützen. Vereinbaren Sie **gemeinsame Spaziergänge** oder Besuche, damit die beiden nach Herzenslust toben können. Achten Sie aber auf ausreichend viele Begegnungen auch mit anderen Hunden, denn von jedem einzelnen Individuum kann Ihr Hund lernen.

Hunde kennen verschiedene **Formen des Spiels**: Rennspiele, spielerisches Kämpfen, Belauern und Attackieren und der spielerische Kampf um eine Beute (z.B. Ball oder Ziehseil) sind die häufigsten Spielformen, und meistens werden sie wild gemischt.

Spiele für Hund und Mensch

Spiel-Regel 1: Ganz wichtig: **Sie** entscheiden, wann ein Spiel begonnen wird und wann es beendet wird! Dadurch festigen Sie im Spiel Ihre Position gegenüber dem Hund. Und Sie vermeiden, dass Ihr Hund Sie ständig mit dem Ball im Maul umkreist oder Ihnen das Zerrseil erwartungsvoll vor die Füße wirft – denn das kann auch ziemlich auf die Nerven gehen! Am besten führen Sie für die Beendigung des Spiels ein Signal ein, das Sie jedes Mal mit fester Stimme sagen, wenn Sie das Spiel beenden – beispielsweise PAUSE oder ENDE. Nach kurzer Zeit weiß Ihr Hund, dass damit die Spieleinheit zu Ende ist, und er wird das respektieren.

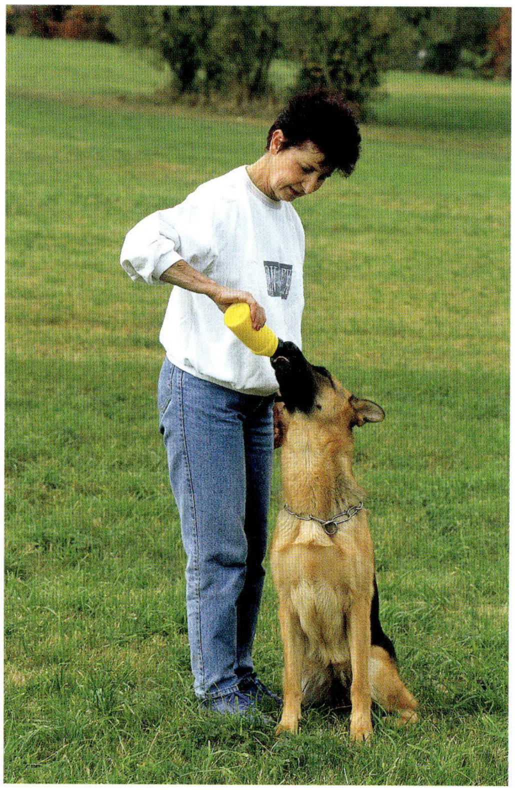

Trinken aus der Fahrradflasche – dieser Schäferhund ist unterwegs immer bestens mit frischem Wasser versorgt.

Spiel-Regel 2: Auch Kinder können unter Ihrer Aufsicht mit Ihrem Hund spielen, wenn er von klein auf an Kinder gewöhnt ist und die Kinder wissen, wie sie mit einem Hund umgehen sollten. Aber lassen Sie Ihren Hund **nie alleine** mit Kindern spielen! Gerade zwischen Kind und Hund kommt es oft zu „Missverständnissen“, und wenn Sie in der Nähe sind, können Sie rechtzeitig eingreifen. Kinder probieren gerne Dinge aus, fassen den Hund beispielsweise an Körperstellen an, an denen er es vielleicht nicht mag. Deshalb sollten Sie immer mit voller Aufmerksamkeit dabei sein, wenn Kinder mit Ihrem Hund spielen. Sie sind mit seiner Körpersprache vertraut und können rechtzeitig erkennen, wenn er mit der Situation überfordert ist.

Spiel-Regel 3: Überfordern Sie Ihren Hund nicht! Bei Sommerhitze sollten Sie ihn nicht rennen lassen, bis die Zunge fast die Vorderpfoten erreicht – legen Sie rechtzeitig **Erholungspausen** ein, und sorgen Sie für **Trinkwasser**; wenn kein Bach oder Teich in der Nähe ist, nehmen Sie von zuhause Trinkwasser mit. Aus einer Plastiktüte kann jeder Hund unterwegs trinken – manche lernen auch das Trinken aus der Fahrradflasche!

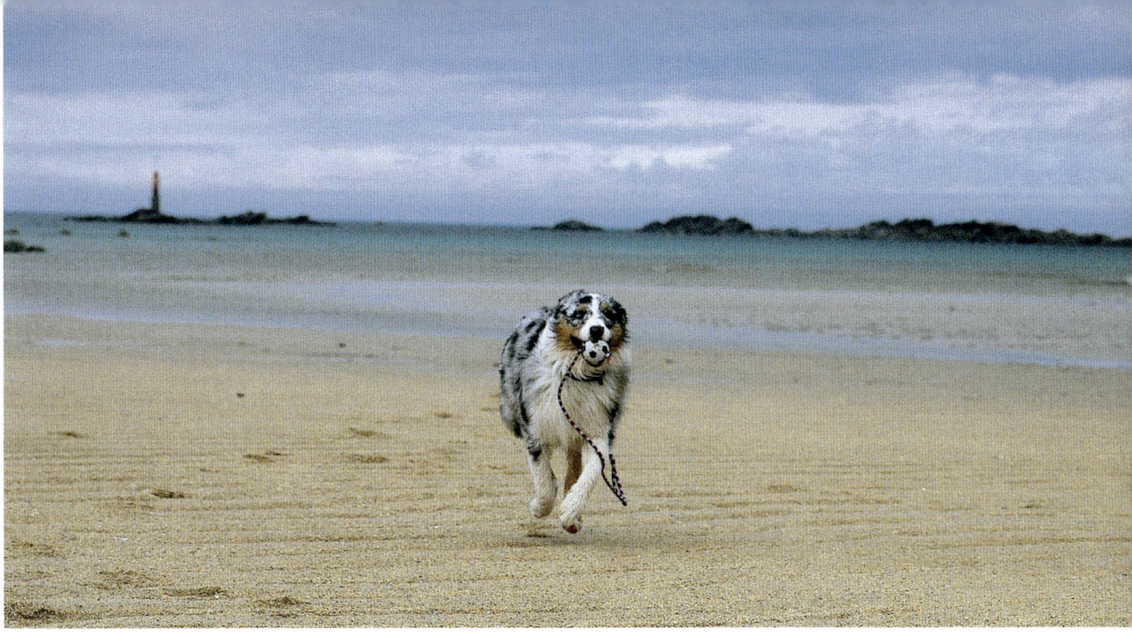

Wenn Ihr Hund den Ball-an-der-Schnur so begeistert zurückbringt, loben Sie ihn kräftig!

Renn- und Balgspiele

Die meisten Hunde lieben Rennspiele – vor allem mit ihren Artgenossen, aber auch mit ihren Besitzern! Solche Spiele ohne Objekt eignen sich aber nur für Hunde, die keinen ausgeprägten Kampftrieb haben und ihre Position im Team Mensch-Hund genau kennen und akzeptieren. Wenn Sie in diesem Punkt ganz sicher sind, rennen Sie ruhig mal mit Ihrem Hund um die Wette, und wenn Sie einen gut sozialisierten Hund haben, können Sie sich auch nach dem Wettrennen mit ihm auf dem Boden wälzen und ihn spielerisch mit den Fingern zwicken. Dabei können Sie beim **Welpen** auch gleich die **Beißhemmung** üben: Sollte er seine spitzen Milchzähne so einsetzen, dass es Ihnen wehtut oder ein Loch im Pulli klafft, schreien Sie sofort laut „Aua!" und brechen Sie das Spiel kommentarlos ab. Ignorieren Sie den Kleinen eine ganze Weile. Dann nehmen Sie das Spiel wieder auf, aber sobald er wieder zu kräftig zubeißt, schreien Sie wieder „Aua!" und wenden sich sofort ab. Wenn sie das ein paar Mal gemacht haben, werden Sie feststellen, wie genau Hunde ihre Kiefer unter Kontrolle haben – jetzt wird der Kleine nämlich nur noch ganz sanft in Ihren Ärmel zwicken!

Ballspiele

Viele Hunde sind über Ballspiele optimal zu motivieren – der Ball wird als fliehende Beute betrachtet und löst den Jagdtrieb aus. Wenn Sie am gemeinsamen Ballspielen so richtig Spaß haben wollen, sollten Sie aber unbedingt folgende Regeln beachten:

Spiel-Regel 1: Wenn Sie nicht ein ganzes Hundeleben lang derjenige sein möchten, der den Ball irgendwo auflesen muss, dann bringen Sie Ihrem Hund besser gleich zu Beginn bei, dass er den Ball auf direktem Weg zu Ihrer Hand bringen muss!

Am einfachsten üben Sie das mit dem **Ball-an-der-Schnur**, den Sie beim Hundezubehör finden. Lassen Sie den Ball einfach wegrollen und halten Sie das Ende der Schnur fest. Wenn Ihr Hund hinterherläuft und den Ball ins Maul nimmt, ziehen Sie sanft an der Schnur, bis Ihr Hund samt Ball vor Ihnen steht. Halten Sie ihm die Hand unter die Schnauze und lassen Sie sich den Ball in die Hand geben. Wenn Ihr Hund den Signal AUS schon kennt, geht das mit AUS – wenn nicht, ist das eine prima Gelegenheit, dieses Signal zu trainieren. Belohnen Sie ihn mit einem Leckerchen. Machen Sie das so lange, bis Ihr Hund auch ohne Zug zu Ihnen kommt und Ihnen den Ball in die Hand legt. Erst wenn Sie ganz sicher sind, dass er diese Abläufe verinnerlicht hat, lassen Sie die Schnur los und schauen, ob er von alleine direkt zu Ihnen kommt. Loben Sie ihn, und belohnen Sie ihn immer mal wieder bei Ausgeben des Balles mit einem Leckerchen.

Wenn diese Übung perfekt klappt, können Sie natürlich auch Bälle ohne Schnur werfen und den Lohn Ihrer Bemühungen ernten. Denn was gibt es Schöneres, als im Garten im Liegestuhl zu liegen und Bälle zu werfen, die Ihr Hund Ihnen immer brav wieder in die Hand legt?

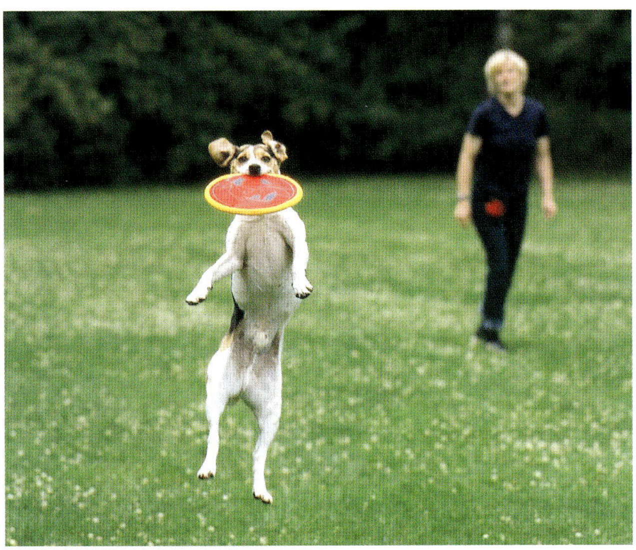

Gerade kleinere Hunde lieben den Sprung nach der Frisbee-Scheibe. Achten Sie aber darauf, die Gelenke und Bänder nicht zu überlasten.

Spiel-Regel 2: Benutzen Sie nur Bälle, die für Hunde **geeignet** sind. Sie müssen groß genug sein, damit der Hund sie nicht verschlucken kann. Am besten sind Vollgummibälle. Achten Sie darauf, dass Ihr Hund die Bälle nicht zerkaut. Und wenn das Gummi irgendwann porös wird, ersetzen Sie den Ball bitte durch einen neuen. Prima sind auch die Kongs®, das sind Gummi- oder Kunststoff-Bringsel, die auf einer Schnur aufgezogen sind. Sie schwimmen auch und eignen sich gut für Wasserspiele. Absolut ungeeignet sind die so beliebten Tennisbälle! Die raue Oberfläche der Tennisbälle schmirgelt den Zahnschmelz ab und kann die Zähne Ihres Hundes ruinieren.

Spiel-Regel 3: Werfen Sie bitte **keine Stöcke**! Daran können sich Hunde im Rachen- und Kehlkopfbereich schwer verletzen, und oft bemerkt man diese Verletzungen zu spät, weil die Blutung nach innen gerichtet ist.

Frisbee

Der Frisbee ist eine runde Wurfscheibe aus Kunststoff, um die aufgrund ihrer variablen Wurfbahn sogar eine eigene Wettkampfszene für Mensch-Hund-Teams entstanden ist. Die „Profis“ zeigen mit ihren Hunden spektakuläre Sprünge, beispielsweise auf den Rücken des Werfers, Würfe hinterm Rücken hervor, Drehungen und vieles mehr. Wenn Sie gemeinsam mit Ihrem Hund Frisbee spielen möchten, sollten Sie folgende Regeln beachten:

Spiel-Regel 1: Kaufen Sie einen **speziellen Frisbee** für den Hundesport aus weichem Material, damit sich Ihr Hund beim Fangen nicht an den scharfen Rändern einer normalen Frisbeescheibe Maul und Zunge verletzt. Zum Üben gibt es beim Hundezubehör auch ganz weiche Stoff-Frisbees mit einem eingenähten Plastikring – sie fliegen zwar nicht so perfekt wie ein richtiger Frisbee, aber für den Anfang sind sie eine preiswerte und sichere Alternative.

Spiel-Regel 2: Spielen Sie Frisbee erst mit dem **erwachsenen Hund**, da die hohen Sprünge bei Welpen und Junghunden die Gelenke zu sehr belasten würden. Sorgen Sie dafür, dass Ihr Hund sich vor dem Spiel gut aufgewärmt hat. Achten Sie auch beim erwachsenen Hund darauf, dass er nicht zu viele hohe Sprünge ausführt. Für sehr große und schwere Hunde wie Berner Sennenhunde ist das Frisbee-Spiel wenig geeignet, die Gelenke würden überstrapaziert. Alle anderen können bei diesem Spiel aber eine erstaunliche Geschicklichkeit beim Fangen der Scheibe entwickeln.

Richtig aufwärmen: Laufen Sie zusammen mit Ihrem Hund im lockeren Trab 5 Minuten kreuz und quer über die Wiese. Bauen Sie dabei plötzliche Richtungswechsel ein, damit Ihr Hund aufmerksam bleibt. Variieren Sie in den nächsten 5 Minuten immer wieder die Geschwindigkeit – mal schnell, mal langsam. Bauen Sie einige enge Kreise ein, stoppen Sie und starten Sie wieder neu. Beginnen Sie dann mit einigen kurzen, niedrigen Würfen des Frisbee, die keine hohen Sprünge nötig machen. Erst nach dieser Aufwärmphase können Sie mit Frisbee-Training beginnen.
Dieses Aufwärmen können und sollten Sie auch vor jedem anderen Sport absolvieren. Es schützt Sie und Ihren Hund vor Verletzungen, indem es Muskeln, Sehnen und Gelenke auf Betriebstemperatur bringt.

Ziehspiele

Diese Spiele, bei denen Hund und Mensch an den beiden Enden eines dicken, verknoteten Ziehseils ziehen, eignen sich nur für Hunde, die das Signal AUS zuverlässig beherrschen. Es ist ein Spiel, das rasch zur Verschiebung der Machtpositionen führen kann, deshalb sollten Sie es nur mit Hunden spielen, die ihre Position kennen und Sie als „Chef" akzeptieren. Hunde mit starkem Kampftrieb und Hunde, die zu aggressiven Reaktionen neigen, sollten keine Ziehspiele spielen.

Spiel-Regel 1: **Sie** bestimmen den Verlauf des Spiels! Wenn Sie AUS sagen, meinen Sie es auch. Und nur wenn **Sie** das Signal zum Weiterspielen geben, wird das Spiel wieder aufgenommen. Schnappt Ihr Hund ohne das vereinbarte **Spielsignal** (beispielsweise ZIEH FESTE!) nach dem Ziehseil, brechen Sie das Spiel sofort ab und packen das Seil weg. Er muss lernen, dass **Sie entscheiden**, wie gespielt wird.

Spiel-Regel 2: Beginnen Sie die ersten Ziehspiele sehr **sachte**. Ziehen Sie ein bisschen am Seil, motivieren Sie Ihren Hund, ebenfalls am Seil zu ziehen. Viele Hunde beginnen dabei zu knurren. Geben Sie dann sofort das Signal AUS, und loben Sie ihn, wenn er gleich loslässt. Geben sie ihm ein Leckerchen und dann das Signal, das Spiel wieder aufzunehmen.

Spiel-Regel 3: **Hundezähne** haben in der Nähe Ihrer Finger nichts verloren! Sollte das Hundemaul oder gar ein Zahn beim Spiel zu nahe an Ihre Hände kommen, schreien Sie laut „Aua" und brechen das Spiel sofort ab. Ihr Hund wird sehr schnell begreifen, dass er einen gewissen Abstand zu Ihren Fingern einhalten muss.

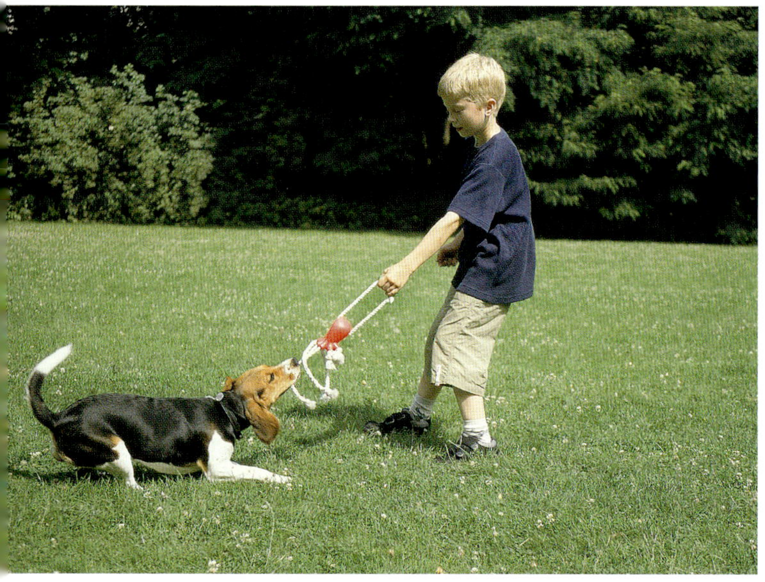

Dieser Beagle liebt das Ziehspiel als Spielpause im Gehorsamstraining.

Beobachten Sie die **Reaktionen** Ihres Hundes genau: Ist er sehr aufgeregt, oder wirkt er nach dem Spiel gleich wieder ruhig und ausgeglichen? Nur wenn Ihr Hund sich nach dem Ziehspiel sofort wieder ganz entspannt, können Sie diese Spiele wiederholen. Bei sehr aufgeregt reagierenden Hunden sollten Sie auf ruhigere Spiele, beispielsweise das „Köpfchen-Training" (siehe S. 69) ausweichen. Wenn Ihr Hund eine gute Vertrauensbasis zu Ihnen aufgebaut hat, darf er beim Ziehspiel auch ruhig knurren, denn für ihn ist es ja der Kampf um eine Beute – wichtig ist aber, dass er auf Ihr Signal hin sofort das Ziehseil loslässt und freundlich wieder zu Ihnen kommt. Wenn Sie das Spiel in dieser Form **kontrolliert spielen**, ist es eine tolle Abwechslung als „kleine Entspannungspause" im Gehorsamstraining. Danach konzentriert sich Ihr Hund wieder besser auf SITZ, PLATZ und BLEIB.

Wasserspiele

Für Hunde, die das nasse Element lieben, können Sie auch gerne Bäche und Seen in ihren Spielplan einbeziehen! Achten Sie dabei auf Folgendes:

Spiel-Regel 1: Gewöhnen Sie Ihren Hund daran, dass er nur auf Ihr **Signal** hin (z.B. GEH BADEN) in einen Bach oder See springen darf. Damit behalten Sie die Kontrolle – und das ist wichtig, denn Sie sollten Ihren Hund nur ins Wasser springen lassen, wenn Sie die Strömungsverhältnisse und den Untergrund kennen.
Flüsse können oft eine reißende Strömung haben und den Hund über ein paar Kilometer weiterverfrachten. Das ist äußerst gefährlich, selbst gute Schwimmer können sich aus einer starken Strömung nicht allein retten. Dasselbe gilt natürlich auch für das Meer.

Spiel-Regel 2: Werfen Sie nur dann **Spielzeug** wie Ball, Kong oder Frisbee ins Wasser, wenn Sie sicher sind, dass Ihr Hund es zuverlässig wieder bringt! Sonst haben Sie mit einer recht hohen Verlustquote zu rechnen.

Spiel-Regel 3: Bitte werfen Sie **keine Stöcke**. Hunde können sich beim Spiel mit Stöcken schwere Verletzungen im Maul- und Kehlkopfbereich zuziehen, ohne dass Sie das gleich bemerken, weil die Blutung nach innen erfolgt.

Spiel-Regel 4: Werfen Sie keine Gegenstände, die **untergehen**. Das zwingt den Hund zu tauchen, und dabei kann Wasser in die Ohren gelangen. Das kann zu Gleichgewichtsproblemen und Panik führen.

Spiel-Regel 5: Denken Sie daran, dass das Schwimmen Hunden nicht in jedem See und an jedem Strand gestattet ist. Halten Sie immer ausreichend **Abstand zu Badenden** – nicht alle freuen sich über einen Zusammenstoß mit einem nassen Hund! Das gilt auch für einen Hund, der sich direkt neben einem das Wasser aus dem Fell schüttelt – selbst ich ergreife die Flucht, wenn mein Hund das tut! Am Meer gibt es oft ausgewiesene Hundestrände, nutzen Sie dieses Angebot. Dort treffen Sie meistens nette andere Hunde.

Die meisten Hunde sind nicht sehr kälteempfindlich und gehen auch bei kaltem Wetter gerne ins Wasser. Wenn nicht gerade hochsommerliche Temperaturen herrschen, sollte Ihr Hund sich nach dem Schwimmen durch einige schnelle Renn-Einheiten oder einige Minuten gemeinsames Joggen aufwärmen und trocknen. Sollte er beim Nachhause-Kommen immer noch feucht sein, rubbeln Sie ihn mit einem Handtuch gründlich trocken. Bei langhaarigen Hunden lohnt es sich, vor der Haustür den Sand aus dem Fell zu bürsten.

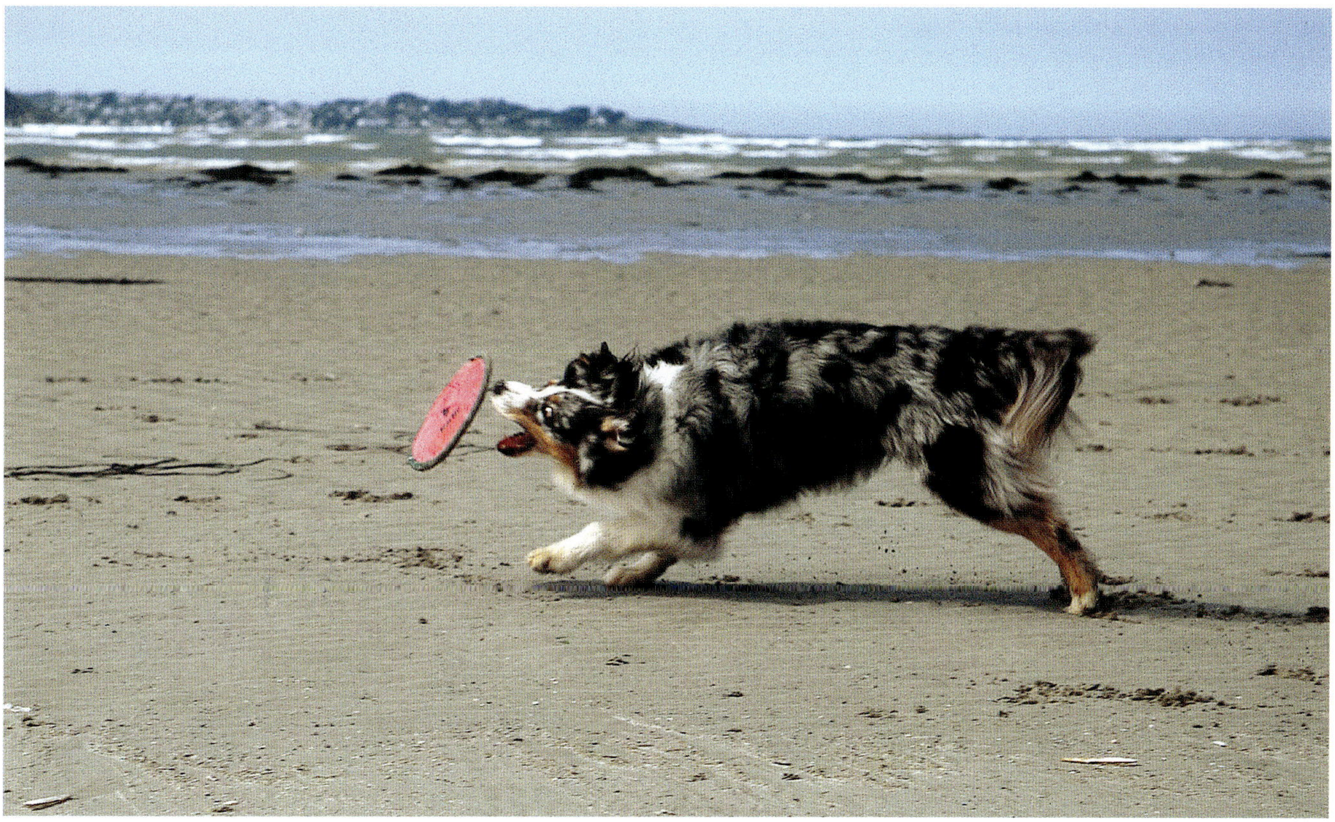

Der Frisbee ist das ideale Strandspielzeug: Er schwimmt, wenn er mal ins Wasser fällt, und er lässt sich herrlich werfen und fangen.

11 Kleine Sprachschule für Hund und Mensch

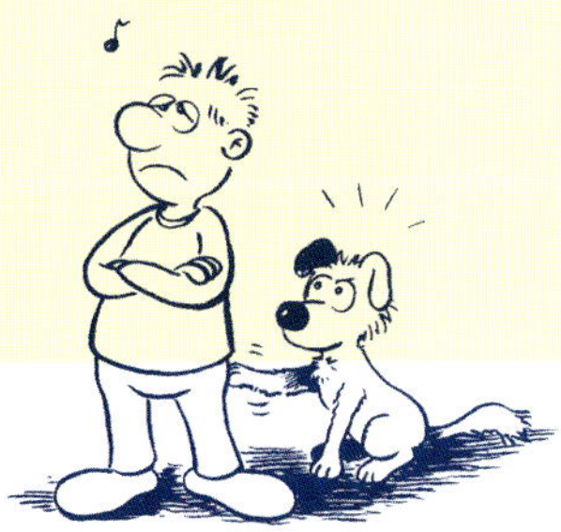

Sie unterhalten sich gerne mit Ihren Nachbarn und Freunden? Sie wissen oft auch ohne viel Worte, was Ihre beste Freundin oder Ihren besten Freund gerade bewegt? Sie interpretieren Gesten und Körpersprache anderer Menschen ganz automatisch richtig? Das ist die Grundlage einer erfolgreichen Verständigung. Wenn Sie sich mit Ihrem Hund verständigen wollen, ist das allerdings nicht ganz so einfach: Er versteht unsere Wortsprache nicht und interpretiert unsere menschliche Körpersprache manchmal anders – und Sie verstehen seine sehr feine und ausdrucksvolle Körpersprache lange nicht so gut, wie das andere Hunde tun. Die gute Nachricht ist aber: Beide Seiten können lernen, die Körpersprache des anderen zu verstehen. Und dann können Beide Seiten entspannt das Leben genießen!

Was will Ihr Hund sagen?

Hunde haben eine sehr fein abgestufte Körpersprache. Am schnellsten lernen Sie diese kennen, wenn Sie mehrere Hunde in einer Gruppe beobachten. Achten Sie darauf, welche unterschiedlichen Signale gezeigt werden und wie der jeweilige Spielpartner reagiert. Ein paar wichtige „Redewendungen“ möchte ich Ihnen hier vorstellen:

Ich bin freundlich, entspannt und aufmerksam

Ihr Hund wedelt mit leicht gesenktem Schwanz, hat die Ohren leicht aufgestellt und schaut aufmerksam.

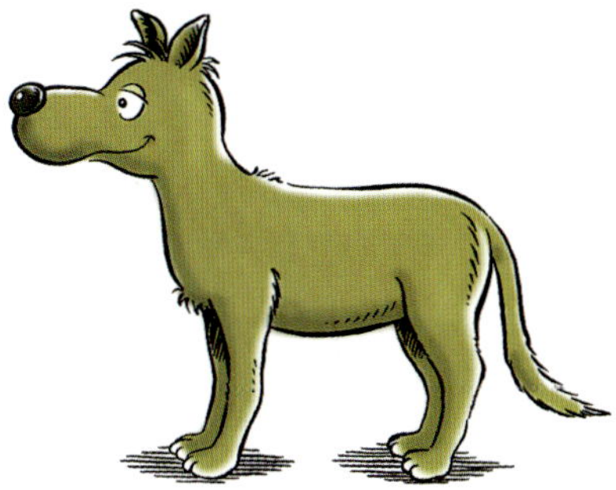

Ich bin ängstlich

Ihr Hund legt die Ohren nach hinten, macht sich klein und klemmt den Schwanz zwischen die Hinterbeine.

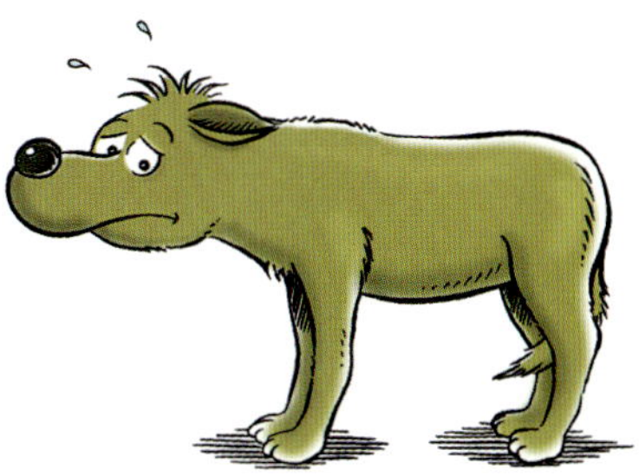

Ich bin aggressiv, bleib weg!

Ihr Hund stellt die Nackenhaare auf, macht sich groß, streckt den Kopf nach vorne, eventuell zieht er die Lefzen hoch und knurrt. Aber Achtung, auch ängstliche Hunde können so drohen!

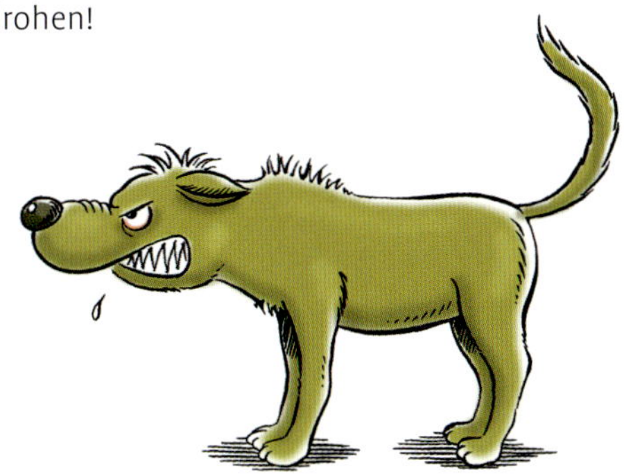

Ich will spielen!

Ihr Hund geht mit dem Vorderkörper tief bei gestreckten Vorderbeinen, schaut den anderen Hund mit spielerisch aufgerissenem Maul an und wedelt mit dem Schwanz. Viele Hunde machen auch ein typisches „Spielgesicht“.

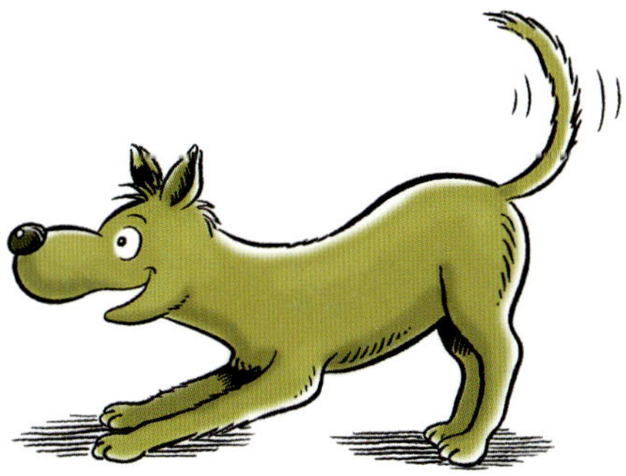

Ich will dich beschwichtigen!

Wenn ihm andere Hunde begegnen, wird Ihr Hund versuchen, durch verschiedene Gesten zu beschwichtigen. Meistens zeigen die anderen Hunde ebenfalls solche Gesten, z.B.

- Vermeiden, direkt auf den anderen zuzulaufen
- Das Abwenden des Kopfes und des Blickes
- Das Abwenden des Vorderkörpers
- Das Senken der Augenlider oder das Blinzeln
- Das rasche Über-die-Schnauze-lecken
- Gähnen
- Sich kratzen
- Erstarren, Hinsetzen oder Hinlegen
- Plötzliches Schnüffeln am Boden
- Pinkeln
- Der Versuch, die Mundwinkel des anderen Hundes zu lecken

Der Hund fühlt sich durch die Nähe und den Blickkontakt bedrängt und weicht aus.

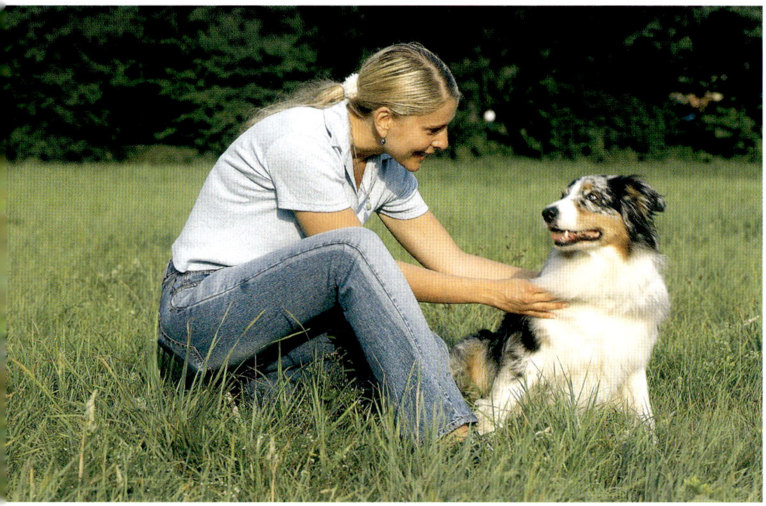

Diese **Beschwichtigungssignale** zeigen Hunde sehr oft bei Begegnungen mit anderen – vor allem fremden – Hunden, sie zeigen sie aber auch, wenn sie eine Aufgabe nicht verstehen, wenn ihnen eine Übungseinheit zu anstrengend ist oder wenn Sie nach längerer Abwesenheit zurückkommen. Viele der Beschwichtigungsgesten werden so rasch ausgeführt, dass man viel Übung braucht, um sie als Mensch überhaupt wahrzunehmen. Aber es lohnt sich, genau darauf zu achten! Vermutlich werden Sie mit einiger Übung in vielen Situationen erleben, dass Ihr Hund Beschwichtigungsgesten zeigt. Sehr oft kann man das beobachten, wenn Sie sich über Ihren Hund beugen, z.B. um das Halsband anzulegen. Das Darüberbeugen ist für den Hund eine Bedrohung, also beschwichtigt er Sie vorsichtshalber z.B. durch ein rasches Über-die-Schnauze-lecken. Wenn Sie in die Hocke gehen und dann das Halsband anlegen, braucht Ihr Hund vermutlich keine Beschwichtigungsgeste.

Wichtig ist, dass Sie Ihrem Hund bei Begegnungen mit anderen Hunden **Raum lassen** für das Ausführen der Beschwichtigungsgesten. Wenn Ihr Hund Abstand halten möchte, lassen Sie ihm den Spielraum an der Leine. Und wenn er sich abwenden will oder erstarrt, sollten Sie einfach gelassen abwarten, bis er von alleine weitergehen will. Viele Konflikte zwischen Hunden entstehen nur dadurch, dass die Besitzer den Hunden keine Möglichkeit zum Ausführen von Beschwichtigungsgesten gelassen haben.

Je besser Sie die Signale Ihres Hundes verstehen, desto besser können Sie sein Befinden einschätzen. Manche Situationen lassen sich übrigens entschärfen, indem Sie diese Signale selbst einsetzen. Bei einem ängstlichen Hund werden Sie mit abgewandtem Kopf und halbgeschlossenen Augen eher erreichen, dass er zu Ihnen kommt, als wenn Sie ihn frontal anstarren. Probieren Sie es einfach mal aus!

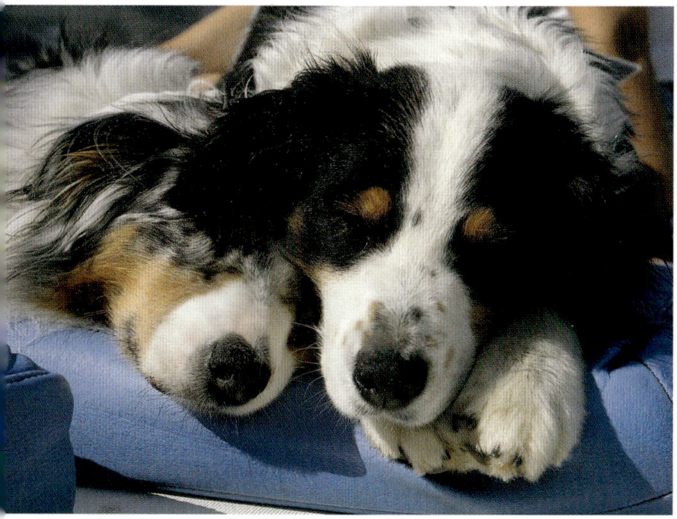

Kontaktliegen mit vertrauten anderen Hunden und auch mit Menschen ist für Hunde ein wichtiges Komfortverhalten.

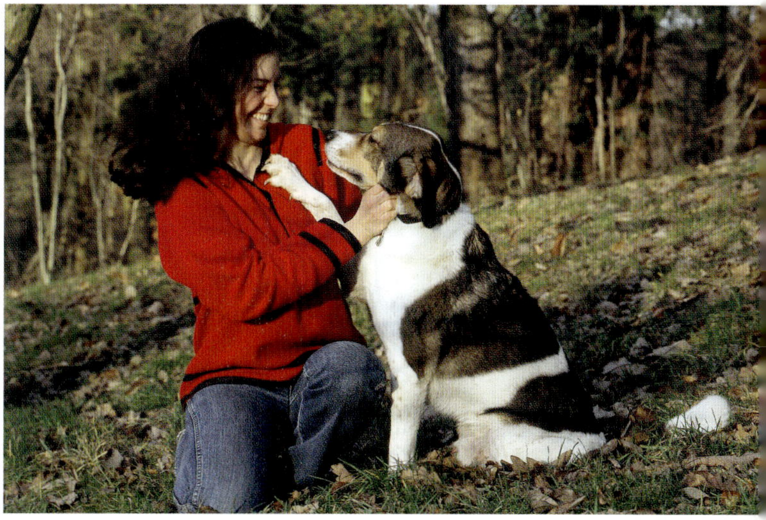

Die Pfote auf dem Arm oder der Brust fordert Aufmerksamkeit.

Viele Beschwichtigungssignale kann man übrigens beim Training auf dem **Hundeplatz** beobachten – nämlich immer dann, wenn ein Hund nicht versteht, was sein Besitzer eigentlich von ihm erwartet, oder wenn er müde und überfordert ist. Achten Sie mal darauf, und wenn Sie bei Ihrem eigenen Hund diese Signale sehen, sollten Sie das ernst nehmen. Machen Sie eine Trainingspause, überlegen Sie, wie Sie Ihrem Vierbeiner besser verständlich machen können, was Sie von ihm möchten. Oder hören Sie einfach auf für diesen Tag.

Wir gehören zusammen!

Zusammengehörigkeit in einer Gruppe festigen Hunde durch Berührungen und **Körperkontakte**. Oft liegen Hunde, die sich gut verstehen, stundenlang dicht nebeneinander. Viele Hunde lieben es auch, sich auf der Wiese oder dem Wohnzimmerteppich fest an Ihren Besitzer zu kuscheln, wenn der sich längelang hinlegt. Andere kommen zum Kraulenlassen oder legen sich immer auf Ihre Füße. Dieser Körperkontakt ist für Hunde wichtig, er gibt ihnen das Gefühl der Zugehörigkeit zu einer Gruppe.

Ich will etwas haben!

Die meisten Hunde lernen sehr schnell, mit welchem Verhalten sie **Aufmerksamkeit** von Ihrem Besitzer bekommen: Den Kopf aufs Knie legen, die Pfote auf den Arm, den Arm mit der Schnauze umfassen, Jaulen, Winseln, Bellen – das Repertoire ist umfangreich! Sie sollten allerdings auf all diese Aufforderungen nicht reagieren – denn sonst weiß der Hund, dass ihm dieses Verhalten die gewünschte Aufmerksamkeit einbringt, und oft führt das dazu, dass Ihr Hund Sie mit diesen Verhaltensweisen regelrecht manipuliert. Das kann sehr anstrengend werden!

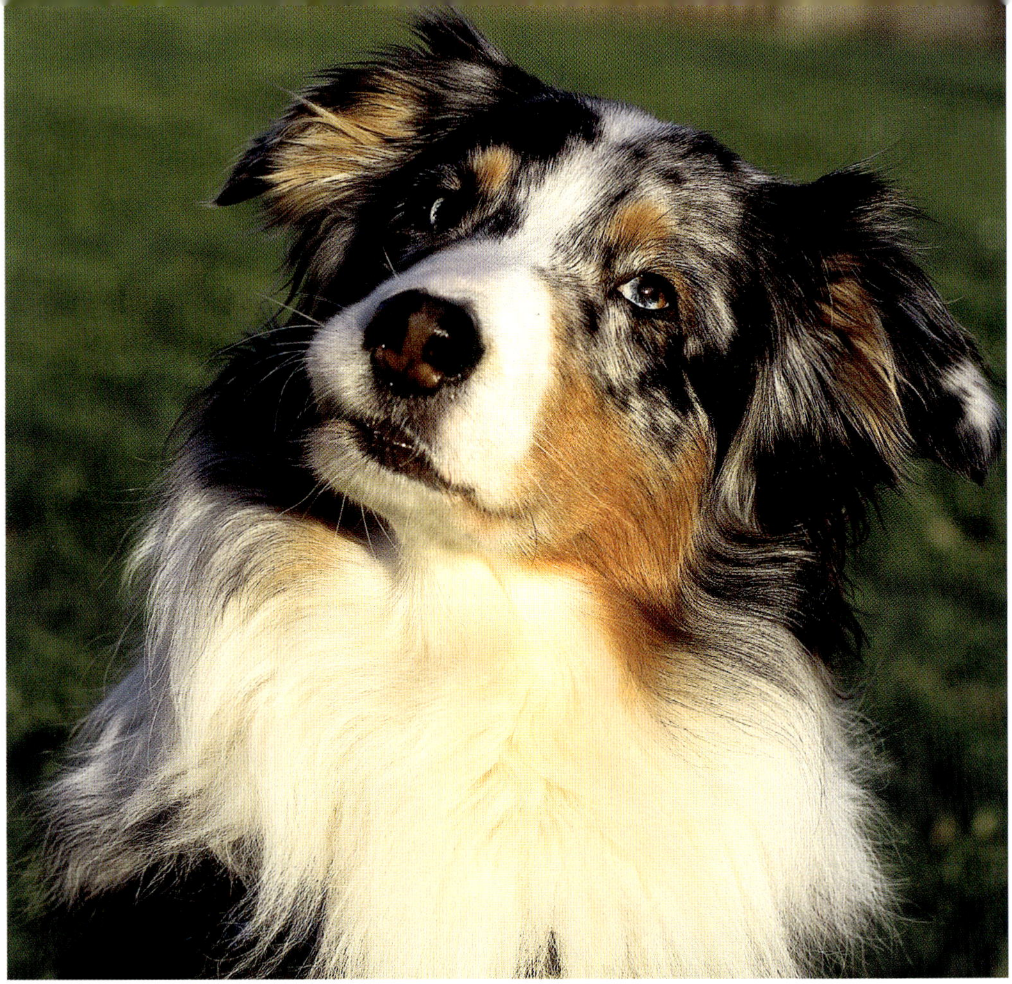

Was wollen Sie Ihrem Hund sagen?

Nun haben Sie so einiges an hündischen Redewendungen gelernt – aber wie können Sie Ihrem Hund erklären, was Sie von ihm wollen? Mit der imitierten Körpersprache des Hundes können Sie ihm zwar einiges erklären, aber nicht alles. Und Worte versteht Ihr Hund nicht vom Inhalt her – er kann jedoch lernen, bestimmte Worte mit dem gerade geforderten Verhalten zu verknüpfen. Viel leichter begreift der Hund allerdings **Ihre Körpersprache**, auch wenn diese anders ist als seine. Er lernt durch die genaue Beobachtung Ihres Verhaltens schnell, Ihre Stimmung anhand Ihrer Körpersignale zu erkennen – er weiß genau, ob Sie entspannt und fröhlich sind oder genervt und wütend. Und er wird durch ein seiner Meinung nach angemessenes Verhalten darauf reagieren.

Bestimmt weiß auch Ihr Hund, dass der Griff nach den Autoschlüsseln bedeutet, dass Sie gleich die Wohnung verlassen werden – und der Griff nach der Hundeleine bedeutet, er darf mit! Er weiß genau, was passieren wird, wenn Sie den Tisch decken, Kaffee kochen, die Gartenschere in die Hand nehmen oder den Einkaufskorb bereitstellen. Und er weiß auch, dass Sie es in Hausschuhen bestenfalls bis zum Briefkasten schaffen. Wenn Sie seine Reaktionen mal bewusst beobachten werden Sie merken, wie genau Ihr Hund Sie versteht!

Körpersprache des Menschen

Nutzen Sie diese feine Beobachtungsgabe des Hundes, um ihm durch Zeichen deutlich zu machen, was Sie von ihm möchten! Wenn Sie beispielsweise beim Üben des Signals SITZ anfangs immer dann die Hand mit gestrecktem Zeigefinger heben, wenn er auf seinem Popo gelandet ist, wird er sehr rasch dieses Signal mit dem Ausführen der Übung SITZ verknüpfen. Erst danach führen Sie zusätzlich das Signalwort „SITZ“ ein.

Wenn Sie für viele Signale auch ein Handzeichen nutzen, werden Sie bald merken, dass Ihr Hund diese Zeichen selbst auf recht große Entfernung exakt versteht.

Tipp: Sie können auch mal überprüfen, wie gut Ihr Hund Sie im Blick hat. Bei Hunden reicht nämlich das Blickfeld viel weiter nach hinten als bei uns Menschen, das heißt, er kann Sie auch dann noch gut sehen, wenn er ein Stück vor Ihnen läuft. Sie können das ganz leicht überprüfen: Wenden Sie sich ab und gehen Sie im 90-Grad-Winkel in eine andere Richtung, ohne dem etwa 5 Meter vor Ihnen laufenden Hund ein Zeichen zu geben. Wenn er sich auf Sie konzentriert hat, wird er sofort auch einen Richtungswechsel vornehmen. Dieses weit nach hinten reichende Blickfeld macht man sich beispielsweise im Agility-Training zunutze, um dem Hund die erforderlichen Richtungswechsel zu signalisieren.

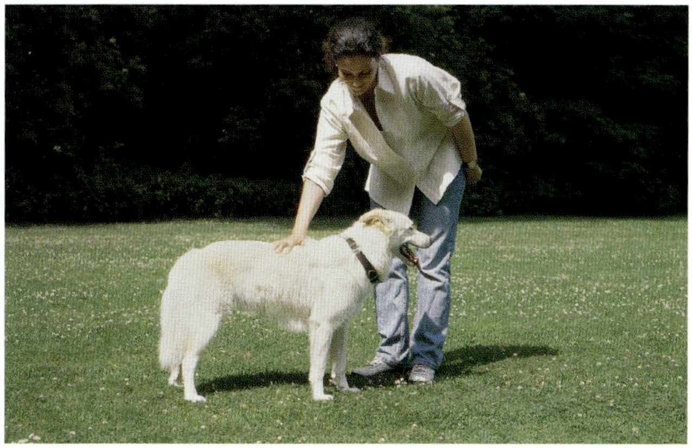

Dieser ängstliche weiße Schäferhund lernt, die aufgelegte Hand seiner Besitzerin zu ertragen.

Missverständnisse

Viele menschliche Gesten empfindet Ihr Hund als **Bedrohung**: Beispielsweise wenn Sie sich von oben über ihn beugen, wenn Sie ihm direkt in die Augen starren, wenn Sie sich ihm frontal rasch und entschlossen nähern oder auch, wenn Sie ihm von oben fest die Hand auf den Kopf legen. Das widerspricht allen „Benimmregeln“ aus der Hundesprache. Einige Hunde gewöhnen sich mit der Zeit an dieses menschliche Verhalten, viele empfinden das aber als Stress und weichen aus oder zeigen Beschwichtigungssignale. Wenn Sie sich das bewusst machen, können Sie ihn entweder sanft an diese „ungebührlichen“ menschlichen Verhaltensweisen gewöhnen, indem Sie ihn beispielsweise immer wieder belohnen, wenn er sich die Hand auf den Kopf legen lässt. Oder Sie geben manche dieser Verhaltensweisen auf und nähern sich dem Hund erstmal in einem leichten Bogen statt frontal, streicheln ihn an der Flanke statt auf dem Kopf und schauen ihm nicht direkt in die Augen. Je besser das Vertrauensverhältnis zu Ihnen ist, desto eher wird Ihr Hund auch Ihre Körpersprache verstehen und akzeptieren.

Signalworte

Wenn Ihr Hund bei einer Übung verstanden hat, was Sie von ihm möchten, können Sie diese Übung mit einem **Signalwort** verknüpfen. Hat Ihr Hund beispielsweise verstanden, dass er sich ins PLATZ legen soll, wenn Sie das Leckerchen vor ihm auf den Boden halten, und klappt das sicher, dann können Sie jedes Mal, wenn sein Bauch auf dem Boden ankommt, das Wort PLATZ sagen. Nach vielen Wiederholungen – man geht von 50 bis 5000 Wiederholungen aus für eine sichere Verknüpfung! – wird er irgendwann das Wort „PLATZ" damit verknüpfen, dass er sich hinlegen soll. Auch für den Einsatz der Signalworte gibt es einige Regeln, die Sie beherzigen sollten:

Sprach-Regel 1: Verknüpfen Sie eine Übung erst dann mit dem Signalwort, wenn sie **sicher** ausgeführt wird. Nennen Sie das Signalwort exakt in dem Moment der richtigen Ausführung.

Sprach-Regel 2: Sprechen Sie **leise.** Hunde haben ein fantastisches Gehör, es gibt überhaupt keinen Grund, laut mit ihnen zu sprechen! Und es wirkt absolut souverän, wenn Sie draußen leise „Asta, HIER" sagen und Ihr Hund kommt angesaust.

Sprach-Regel 3: Wenn die Signalworte mit einer Übung korrekt verknüpft sind, dürfen Sie das Signalwort immer nur **einmal** sagen, und der Hund muss reagieren. Gewöhnen Sie sich nicht an, fünf Mal HIER zu sagen! Wenn Ihr Hund beim ersten Mal nicht reagiert, machen Sie ihm ohne Worte deutlich, was Sie möchten, sofern er in Ihrer Nähe ist – wenn nicht, ignorieren Sie ihn.

Sprach-Regel 4: Wählen Sie **eindeutige Signalworte**, die sich klar voneinander unterscheiden lassen. Meine Hündin Dusty verwechselt manchmal die sehr ähnlich klingenden Worte LEINE (bedeutet: „Bring mir die Leine") und BEINE (bedeutet: „Lauf Achterfiguren um meine Beine"). Das führt gelegentlich zu echten Verwicklungen! Überlegen Sie also vorher gut, welche Signalworte Sie verwenden möchten. Achten Sie darauf, dass alle Familienmitglieder die gleichen Signalworte verwenden. Sonst kommt Ihr Hund durcheinander.

Sprach-Regel 5: Verfallen Sie nicht in die Unsitte des „Kuhglockengeläuts": Immer wieder kann man Hundebesitzer beobachten, die unterwegs ständig nach ihrem Hund rufen, seinen Namen rufen, Signalworte brüllen – und der Hund kümmert sich überhaupt nicht darum! Er hat ja auch keinen Grund dazu – der Besitzer signalisiert ihm ja so lautstark, als hätte er eine **Kuhglocke** um den Hals, dass er ganz in der Nähe ist. Der Hund braucht sich also um seinen Verbleib keine Gedanken zu machen.

Viel sinnvoller ist es, wenn Ihr Hund lernt, dass er Sie immer im Auge behalten sollte. Das erreichen Sie ganz leicht, wenn Sie sich einfach immer wieder mal kurz **verstecken**, sobald Sie bemerken, dass Ihr Hund nicht mehr auf Sie achtet. Sobald er merkt, dass Sie aus seinem Blickfeld verschwunden sind, wird er ziemlich aufgeregt nach Ihnen suchen. Wenn er Sie findet, sagen Sie gar nichts und loben Sie ihn auch nicht – gehen Sie einfach zusammen mit ihm weiter. Vermutlich wird er etwas näher bei Ihnen bleiben – wenn nicht, wiederholen Sie das Versteckspiel.

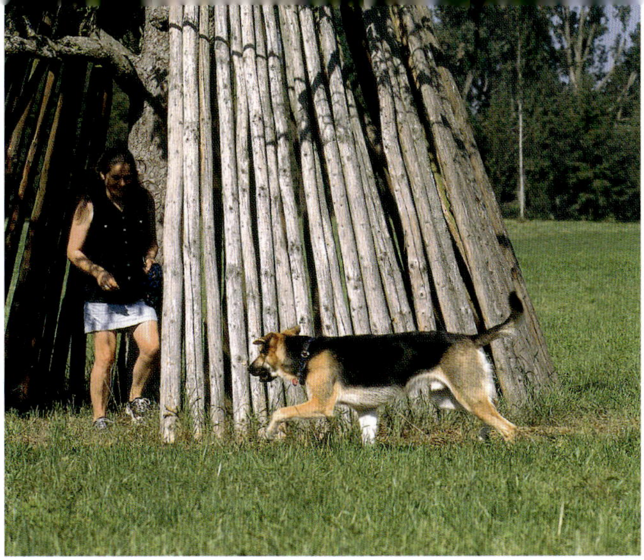

Versteckspiele während des Spaziergangs sorgen dafür, dass der Hund Sie besser im Auge behält.

Wegkreuzungen sind auch ein gutes Testgebiet für die Aufmerksamkeit Ihres Hundes. Es sollte nicht so sein, dass Sie Ihrem Hund, der vorausgelaufen ist, hinterherrufen müssen, weil Sie links abbiegen wollen, er aber geradeaus gerannt ist. Wenn Sie schon im Welpenalter an Kreuzungen stillschweigend in die von Ihnen geplante Richtung gehen und er Sie dann erst suchen muss, erreichen Sie nach kurzer Zeit, dass er Sie vor den Kreuzungen beobachtet. Sobald Sie auch nur ein wenig die Schulter in die geplante Richtung drehen, weiß er vermutlich schon, wo es hingeht – aber er hat sich nach Ihnen gerichtet, und das ist wichtig.

Viele **Signalworte** lernt Ihr Hund, ohne dass Sie das planen – er **verknüpft sie selbständig** mit Dingen, die ihm besonders wichtig sind. Wenn Sie beispielsweise immer zu den Kindern sagen: „Geht doch bitte noch eine Runde mit dem Hund raus“, wird er das irgendwann damit verknüpfen, dass es danach gleich losgeht, und sich schon freudig auf den Weg Richtung Tür machen. Wenn Sie vor dem Füttern immer sagen „Gleich bekommst du dein Futter“, wird er auch das nach kurzer Zeit verstehen und sich schon vergnügt die Schnauze lecken. Meistens kennt der Hund ein Schlüsselwort und interpretiert aus Ihrem Verhalten, was das jetzt gerade bedeutet.
Meine Hündin Dusty liebt beispielsweise alle Wörter, die mit „Kau“ anfangen, weil Kaustangen zu ihren Lieblingsspeisen zählen. Sie legt bei jedem halbwegs passenden Wort erwartungsvoll den Kopf schräg und starrt mich voller Hoffnung an – z.B. bei „ „Kaugummi“, aber auch bei „Kaufhaus“, „Kaulquappe“ oder „Countdown“ – Hauptsache, es klingt nach dem Anfang von Kaustange!

„Links? Rechts? Geradeaus?“

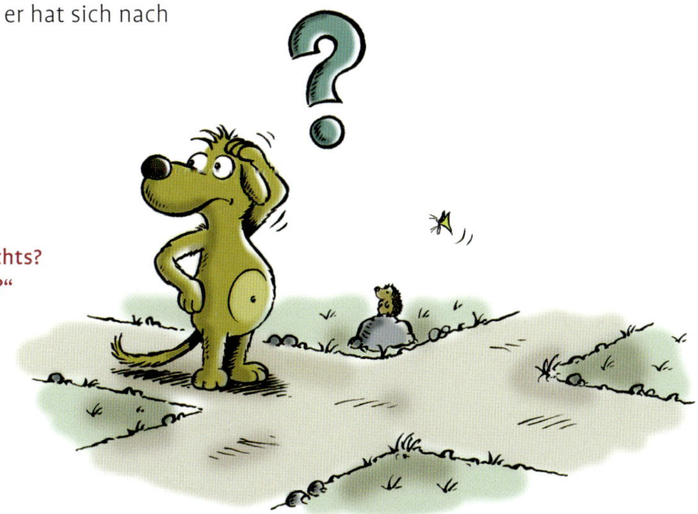

12 Hunde-Sport: Team-Work

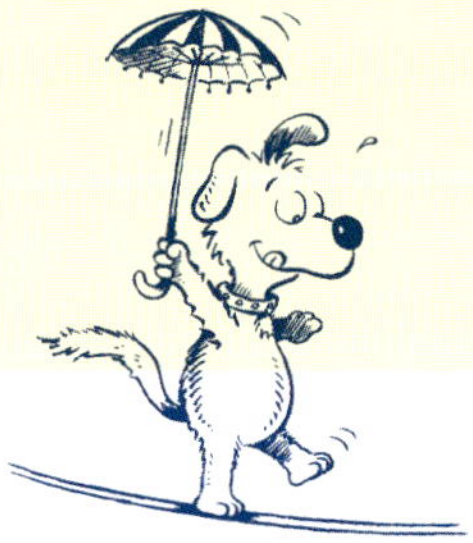

Lieben Sie Gesellschaftsspiele mit Ihren Freunden? Machen Sie gerne mit bei Sportwettkämpfen? Haben Sie bei solchen Gelegenheiten auch den Ehrgeiz, zu gewinnen? Dann können Sie Ihrem Hund ein ganz besonderes Vergnügen bereiten, das viele Wohlfühl-Komponenten vereinigt: Gehen Sie mit ihm zu einem Hundesportverein. Dort treffen Sie viele andere Hunde (und Hundebesitzer), was für Ihren Hund und für Sie sicher auch neue Freundschaften bedeutet. Und Sie können ausprobieren, welche Sportart Ihrem Hund und Ihnen am meisten Spaß macht.

Auf die folgenden Punkte sollten Sie bei der Wahl des Hundesportvereins achten:

Sport-Regel 1: Achten Sie darauf, dass in Ihrem Hundesportverein nach modernen Methoden trainiert wird: Ohne Stachel- oder Zughalsband, ohne Leinenruck, ohne Bestrafung, dafür mit viel **positiver Verstärkung** über Lob und Belohnung. Wichtig ist auch, dass die Trainingseinheiten nicht zu lang sind: 30 Minuten bringt die meisten Hunde bereits an die Grenze ihrer Konzentrationsfähigkeit, bei längeren Einheiten ist eine Spielpause sinnvoll. Außerdem sollten die Gruppen nicht zu groß sind – bei mehr als 10 Teilnehmern kann der Trainer nicht mehr alle im Auge behalten.

Sport-Regel 2: Schauen Sie zuerst einmal bei ein paar Trainingseinheiten zu: Gehen die Trainer und Trainerinnen auf die individuellen Anforderungen der einzelnen Hund-

Mensch-Teams ein? Erklären sie alle Übungen ausführlich? Antworten sie auf Fragen der Teilnehmer? Merken sie, wenn ein Hund sich überfordert fühlt und deshalb Beschwichtigungssignale zeigt? Merken sie, wenn ein Mensch sich überfordert fühlt und deshalb die Geduld mit seinem Hund verliert? Zeigen sie den Hundebesitzern, wie sie durch Spiele und Konzentrationsübungen die Bindung zwischen Hund und Mensch verbessern können? Herrscht eine angenehme und freundliche Atmosphäre? Wenn das alles zutrifft, sind Sie bei einem guten Hundesportverein angekommen.

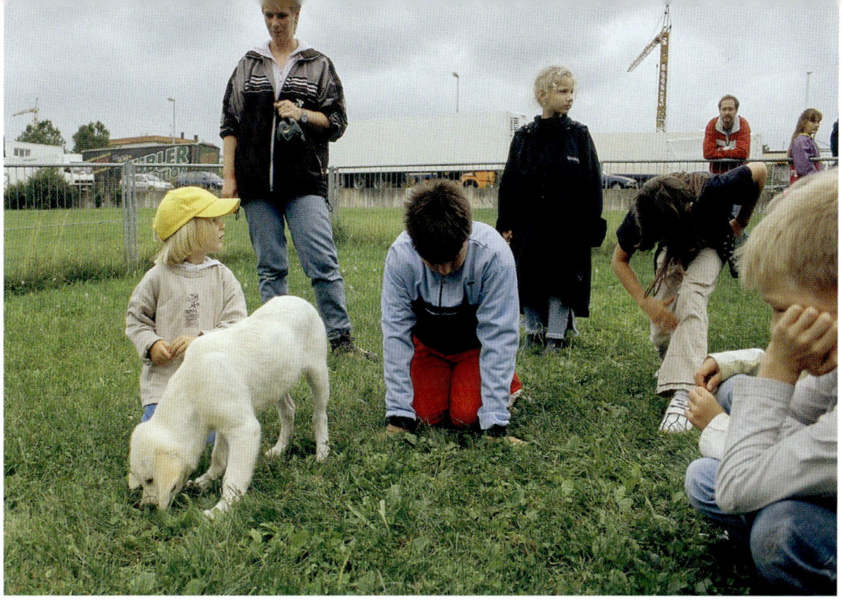

In dieser Welpengruppe lernen die kleinen Hunde Menschenkinder, andere Menschen und andere Welpen kennen.

Die meisten Vereine bieten **Welpen- und Junghundgruppen** an – eine gute Gelegenheit, gleichaltrige Hunde in der näheren Umgebung und auch den Verein schon einmal kennenzulernen. Bei den meisten Vereinen können Sie einige kostenlose Schnupperstunden absolvieren, bevor Sie Mitglied werden müssen. Nutzen Sie diese Gelegenheit, und schauen Sie sich auch gleich die verschiedenen Sportangebote an.

Alle Vereine bieten das Training für die **Begleithundprüfung** an. In der Begleithundprüfung müssen Sie zeigen, dass Ihr Hund ohne zu ziehen an der Leine geht und Ihnen auch ohne Leine bei Fuß folgt, er muss die Kommandos SITZ, PLATZ und BLEIB sowie HIER und FUSS beherrschen, er darf im Straßenverkehr nicht schreckhaft reagieren, er muss andere Hunde an sich vorbeigehen lassen und fremden Menschen freundlich begegnen.
Die Begleithundprüfung ist bei den meisten Hundesportvereinen Voraussetzung dafür, ein spezielleres Training wie Agility, Obedience oder Turnierhundsport zu beginnen.

Agility

Sie sind selbst sportlich und bewegen sich gern zusammen mit Ihrem Hund? Dann ist Agility das Richtige für Sie. Zuerst bringen Sie Ihrem Hund mit Geduld und in aller Ruhe bei, wie man die verschiedenen Hindernisse bewältigt:

Sprunghindernisse sind: Stangenhürde, Viadukt, Mauer, Bürste, Reifen und Weitsprung.
Kontaktzonenhindernisse sind: Wippe, Steg und Schrägwand. Hier müssen die farbig markierten Kontaktzonen am Auf- und Abgang mit mindestens einer Pfote berührt werden.
Weitere Hindernisse: Slalom, Sacktunnel, Plastiktunnel und Tisch.

Wenn Ihr Hund alle Hindernisse einzeln kennengelernt hat und weiß, was dort von ihm erwartet wird, beginnen Sie gemeinsam mit Ihrem Hund die ersten Parcours zu laufen, das heißt, in bestimmter Formation aufgestellte Hindernisfolgen. Und jetzt wird es richtig spannend, denn zum einen müssen Sie sich den jedes Mal wechselnden Parcoursver-

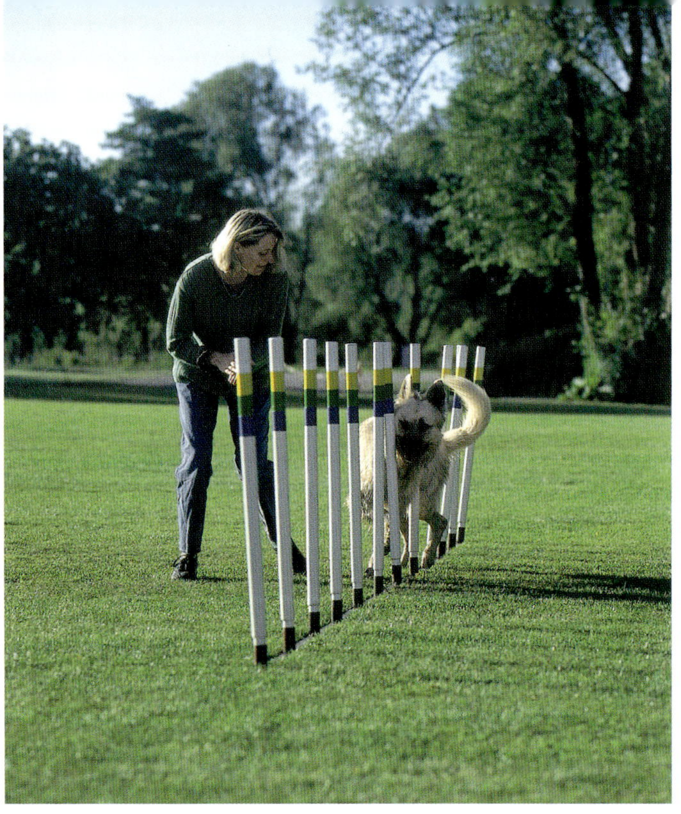

Das Slalom gehört zu den schwierigsten Hindernissen im Agility und muss erst von den Fortgeschrittenen gemeistert werden.

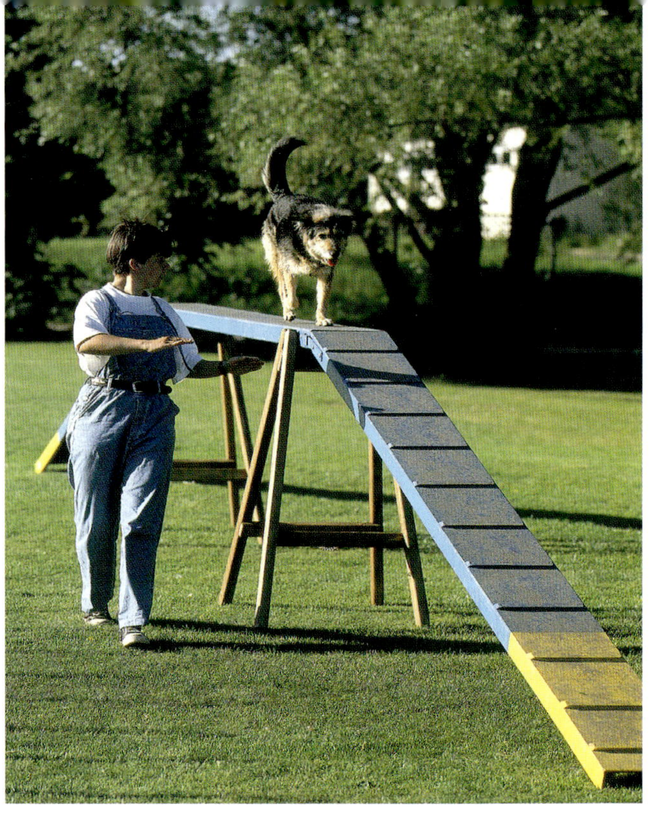

Der Steg gehört zu den Kontaktzonenhindernissen im Agility-Parcours. Die gelben Kontaktzonen am Auf- und Abgang muss der Hund mit mindestens einer Pfote berühren.

lauf merken (das ist ein gutes Gedächnis-Training für Sie!), zum anderen müssen Sie Ihren Hund immer zum richtigen Hindernis dirigieren, ohne ihn zu berühren. Sie laufen den Parcours ohne Leine und Halsband – deshalb ist auf den meisten Hundesportplätzen die **Begleithundprüfung** Voraussetzung für die Teilnahme am Agility-Training. Dadurch soll gewährleistet sein, dass Ihr Hund Ihnen auch ohne Leine und Halsband im Training gehorcht.

Tipp: Da es beim Agility 3 Größenklassen gibt (Mini bis 35 cm Körpergröße, Midi bis 43 cm und Standard über 43 cm) können Sie auch mit kleinen Hunden wunderbar Agility trainieren. Die Hindernisse sind für die kleineren Hunde deutlich niedriger. Nur sehr schwere Hunde wie Berner Sennenhund, Bernhardiner oder Neufundländer sind nicht fürs Agility geeignet, da bei Ihnen die Sprünge aufgrund des hohen Körpergewichtes die Gelenke zu sehr belasten. An Turnieren darf Ihr Hund erst teilnehmen, wenn er 18 Monate alt ist, und höhere Sprünge sollten Hunde auch erst nach 18 Monaten absolvieren. Aber mit den Kontaktzonenhindernissen kann man auch junge Hunde schon gut vertraut machen, und über liegende Hürdenstangen und niedrige Hürden dürfen sie auch schon springen. Ein guter Agility-Trainer achtet immer darauf, dass junge oder auch ältere Hunde nicht durch zu schwierige Hindernisse überfordert werden.

Die **enge Abstimmung** zwischen Ihnen und Ihrem Hund wird Ihnen beiden ein ganz neues Zusammengehörigkeitsgefühl geben. Sie lernen Ihren Hund viel besser kennen, und Ihr Hund lernt, ganz genau auf Sie und Ihre Körpersprache zu achten.
Gerade bei sehr erfolgreichen Teams kann man oft beobachten, dass nur ganz kleine Körperdrehungen nötig sind, um den Hund in die richtige Richtung zu schicken. Und wer weiß – vielleicht sind Sie beide ein talentiertes Traumteam, und Sie gewinnen jede Menge Turniere! Wenn nicht, trainieren Sie einfach so – damit Sie und Ihr Hund fit bleiben und gemeinsam Spaß haben.

Turnierhundsport

Im Turnierhundsport können Sie gemeinsam mit Ihrem Hund gleich mehrere Sportbereiche trainieren: Im **Vierkampf** gibt es folgende Teildisziplinen:
Gehorsamsübungen: Hier werden Leinenführigkeit, Freifolge, Wendungen, Anhalten, Heranrufen, Vorsitzen, Sitz- und Platzübungen geprüft.
Hürdenlauf: Gemeinsam mit Ihrem Hund sollen Sie gleichzeitig (mit oder ohne Leine) 3 je 50 cm hohe Hürden auf einer Strecke von 50 m überspringen.
Slalom: Sie und Ihr Hund durchlaufen (mit oder ohne Leine) auf 75 m mit Start- und Zieltor 7 Slalomtore.

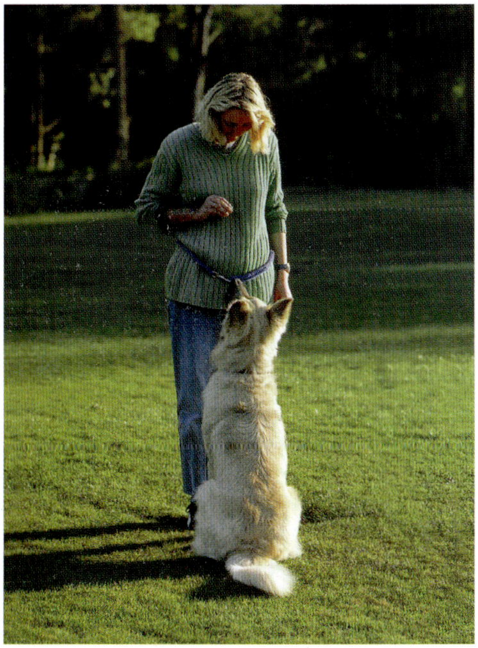

Teil des Turnierhundsports sind die Gehorsamsübungen – hier das Vorsitzen.

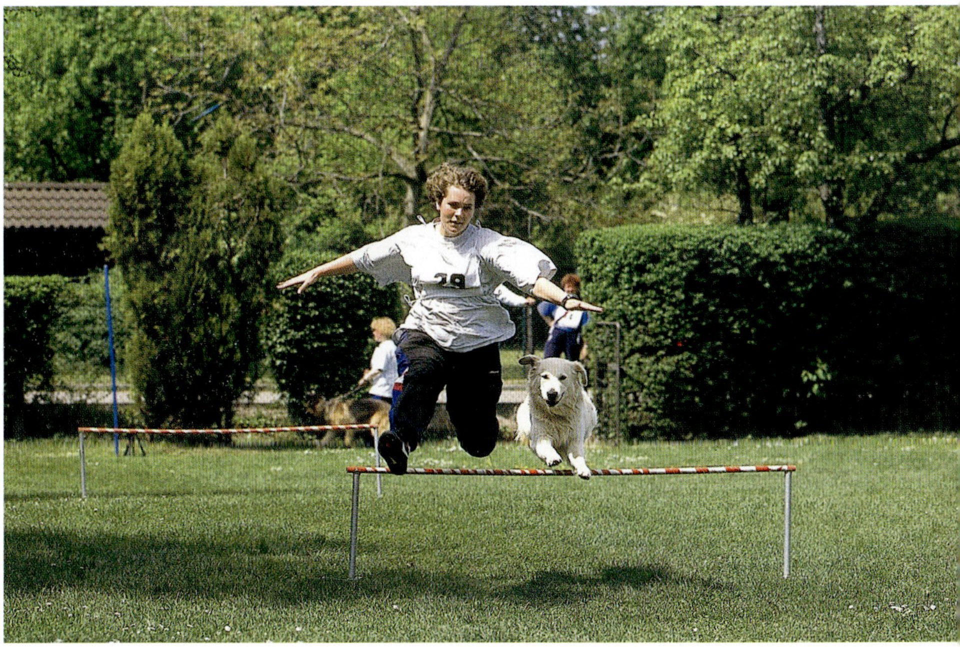

So viel Spaß kann ein Hund-Mensch-Team beim Turnierhundsport haben!

Hindernislauf: Auf einer 75 m langen Strecke müssen Sie parallel zu Ihrem Hund laufen, der 8 Hindernisse überwinden muss: Hürde, Treppe oder Schrägwand, Tunnel, Steg, Tonne, Reifen, Hoch-Weit-Sprung, Hürde.
Daneben gibt es **Hindernislauf-Turniere** und **Geländelauf-Turniere** mit 2000-m-Lauf und 5000-m-Lauf.

Als Mannschaftswettbewerb gibt es den **Combinations-Speed-Cup (CSC).** Jede Mannschaft besteht aus drei Hund-Mensch-Teams, und jedes Team absolviert in einem Staffellauf eine von drei Sektionen eines Parcours, der aus Hindernis-, Slalom- und Hürdenelementen aufgebaut ist.

Dieser Sport führt genau wie das Agility-Training dazu, dass Sie und Ihr Hund zu einem eingeschworenen Team zusammenwachsen. Und weil Sie immer zusammen mit Ihrem Hund rennen müssen, bleiben Sie alle beide fit! Im Mannschaftstraining lernt Ihr Hund, gut mit anderen Hunden zurechtzukommen. Und beim Turnier steigt für beide im Team der Adrenalinspiegel an – finden Sie heraus, ob das für Sie und Ihren Hund die richtige Sportart ist!

Tipp: Manche Hunde reagieren bei den ersten Turnieren – egal in welcher Sportdisziplin – sehr sensibel: Sie spüren Ihre Nervosität und werden dadurch selbst aufgeregt. Meistens legt sich das nach ein paar Turnieren. Wenn nicht, sollten Sie darüber nachdenken, ob diese Sportart für Sie und Ihren Hund über positiven Stress zum Wohlfühlen beiträgt oder ob es schon negativer Stress ist. Wenn Sie es als negativen Stress für sich selbst oder Ihren Hund empfinden, sollten Sie es bleiben lassen – Sinn macht es nur, wenn es wirklich beiden Teampartnern Spaß macht!

Im vollen Tempo gemeinsam durch den Slalom, der im Turnierhundsport Platz für Hund und Besitzer bietet.

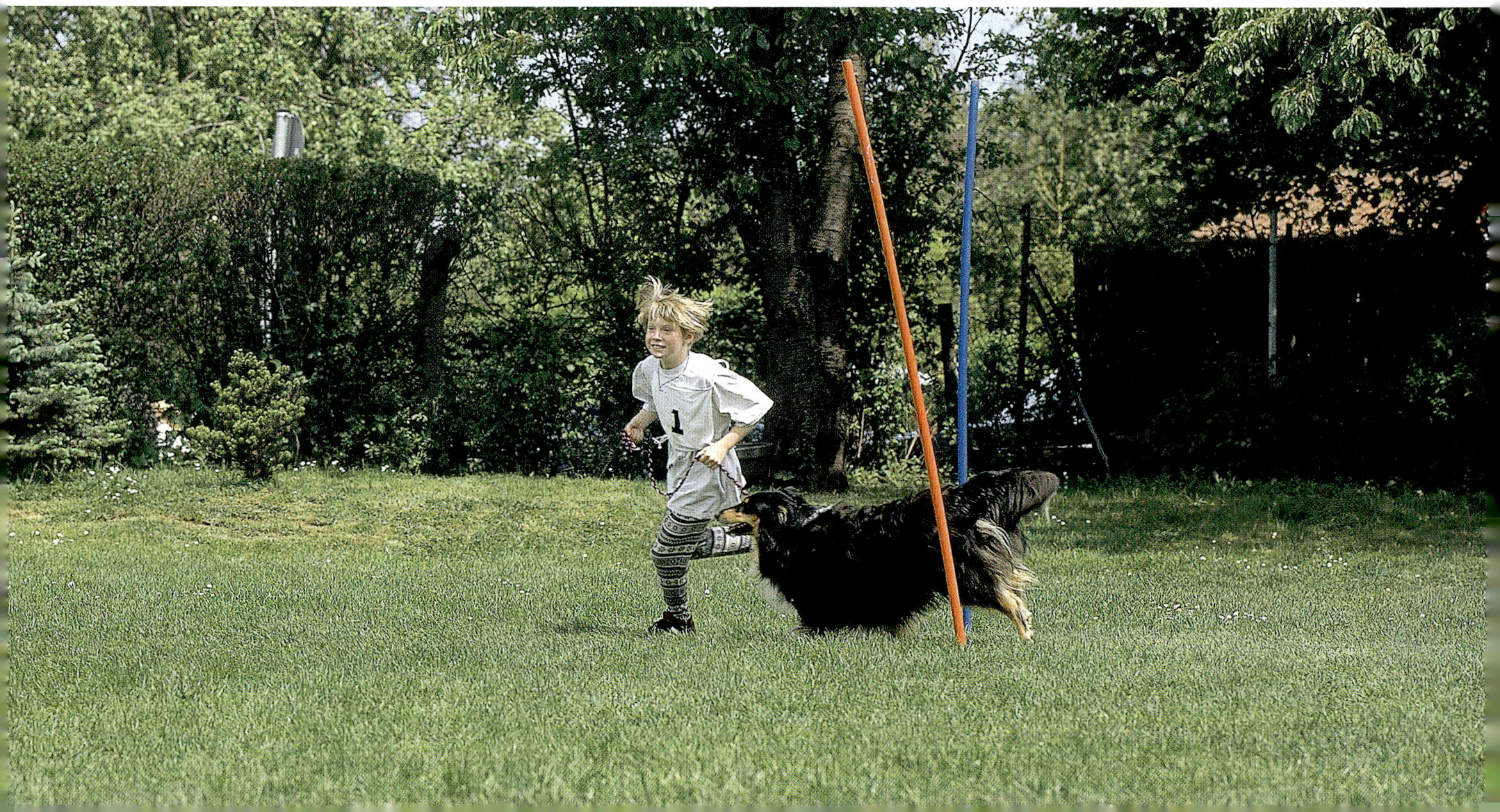

Obedience

Obedience ist ein Training, das aus England und den USA kommt. Wörtlich übersetzt bedeutet es „Gehorsam". Es verlangt ein sehr exaktes Ausführen von unterschiedlich schwierigen Übungen. Je nach Prüfungskategorie steigen die Anforderungen. Die wichtigsten Disziplinen sind

- exakte Freifolge
- Leinenführigkeit
- Bleiben
- Vorausschicken
- Zurücksenden
- Hürdensprung
- Sitz, Platz und Steh auf Distanz
- Apport über eine Hürde
- Unterscheidung von Apport-Bringseln nach Geruch

Im Obedience-Training wird heute sehr oft mit dem Clicker gearbeitet, weil damit die exakte Ausführung der Übungen leichter zu erlernen ist und beispielsweise bei Kommandos, die auf Distanz ausgeführt werden müssen, die Belohnung exakt zum richtigen Zeitpunkt signalisiert werden kann. Auch dieses Training führt zu einer **engeren Bindung** zwischen Ihrem Hund und Ihnen, weil Sie mit viel Geduld an der exakten Ausführung der Übungen arbeiten müssen.

Damit Obedience ein Sport ist, der Ihnen und Ihrem Hund Freude macht, müssen Sie mit viel positiver Verstärkung arbeiten – und viel Geduld haben! Trainieren Sie immer nur in kurzen Einheiten – manche Hunde verlieren sonst den Spaß an diesem Training, das sehr viel Konzentration verlangt. Überfordern Sie Ihren Hund nicht – und wenn Sie merken, dass Sie beide nicht das Dream-Team für Obedience sind und Ihr Hund eher unglücklich wirkt, entscheiden Sie sich für eine andere Sportart. Wenn Ihr Vierbeiner dagegen schon auf dem Weg zum Hundeplatz vor Vorfreude quietscht, mit Begeisterung zum Hundeplatz strebt und glücklich wedelnd auf die ersten Signale im Obedience wartet – dann ist das genau der richtige Sport für ihn!

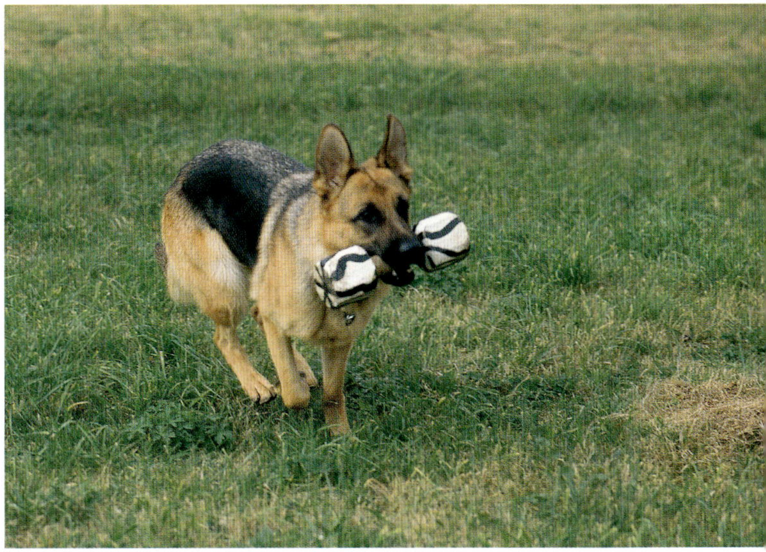

Im Obedience gehört das Apportieren eines Bringsels samt Sprung über eine Hürde zum Prüfungsprogramm.

Tipp: Obedience kann jeder Hund trainieren. Gerade für große und schwere Hunde, die wegen der Gelenksbelastung kein Agility oder Turnierhundsport machen sollten, kann Obedience eine tolle Alternative sein, weil nur wenige Hürdensprünge nötig sind. Das gleiche gilt natürlich auch für ältere Vierbeiner, die nicht mehr so stark belastet werden sollten. Für nervöse und unruhige Hunde ist es ein hervorragendes Training, um die Konzentration zu verbessern und sie etwas zur Ruhe zu bringen. Und ungeduldige Menschen (wie ich) lernen, mit Geduld und in ganz kleinen Schritten zu trainieren.

Dogdancing

Sie gehen öfter mal tanzen? Sie bewegen sich gerne zu Musik? Und Sie haben Lust, mit Ihrem Hund gemeinsam eine kleine Choreographie einstudieren? Dann ist Dogdancing das Richtige für Sie!

Beim Dodancing üben Sie mit Ihrem Hund beliebige Figuren ein – hier ein paar Beispiele:

- Ihr Hund folgt Ihnen in Front, während Sie rückwärts gehen
- Ihr Hund geht vor Ihnen rückwärts, während Sie vorwärts gehen
- Ihr Hund geht neben Ihnen rückwärts
- Sie und Ihr Hund machen parallel Schritte zur Seite (Sidesteps)
- Steppen: Immer wenn Sie einen Fuß heben, legt der vor Ihnen stehende Hund die entsprechende Pfote darauf
- Ihr Hund „tanzt" auf den Hinterbeinen
- Ihr Hund dreht einen Kreis um Ihre Beine
- Ihr Hund dreht sich um sich selbst
- Ihr Hund geht Slalom um Ihre Beine
- Ihr Hund geht rückwärts Slalom durch Ihre Beine
- Ihr Hund springt durch Ihre kreisförmig erhobenen Arme
- Ihr Hund springt über Ihr ausgestrecktes Bein
- Ihr Hund rollt sich einmal aus dem PLATZ seitlich über den Rücken wieder ins PLATZ
- Ihr Hund verbeugt sich

Im Dogdancing-Training lernen Sie und Ihr Hund die Ausführung all dieser kleinen Kunststücke. Dafür brauchen Sie viel Geduld – Sie sollten jeden Tag ein paar Minuten trainieren, denn bei diesen Übungen können sich die Hunde oft nur

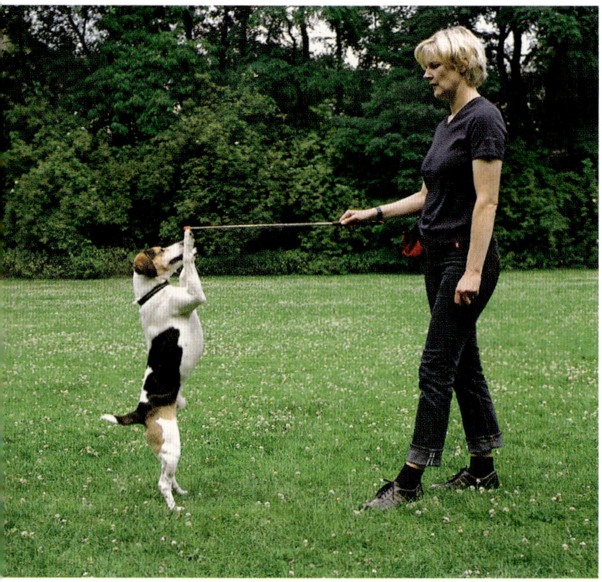

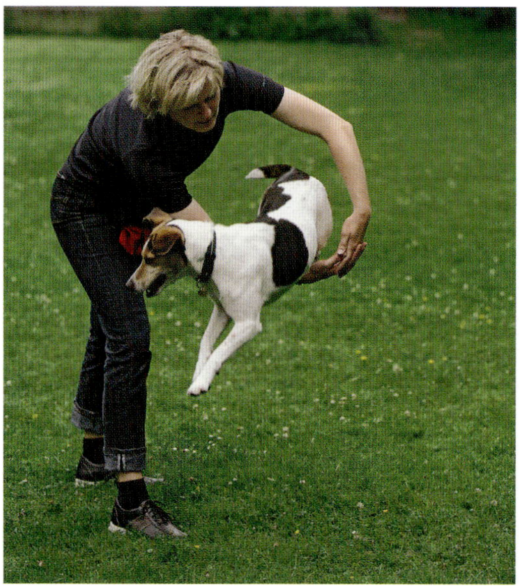

Rechts: Spektakulärer Sprung durch die kreisförmig erhobenen Arme.

Links: Tanzen auf den Hinterbeinen, hier mit dem Target-Stick geübt, den der Hund mit den Pfoten berühren soll.

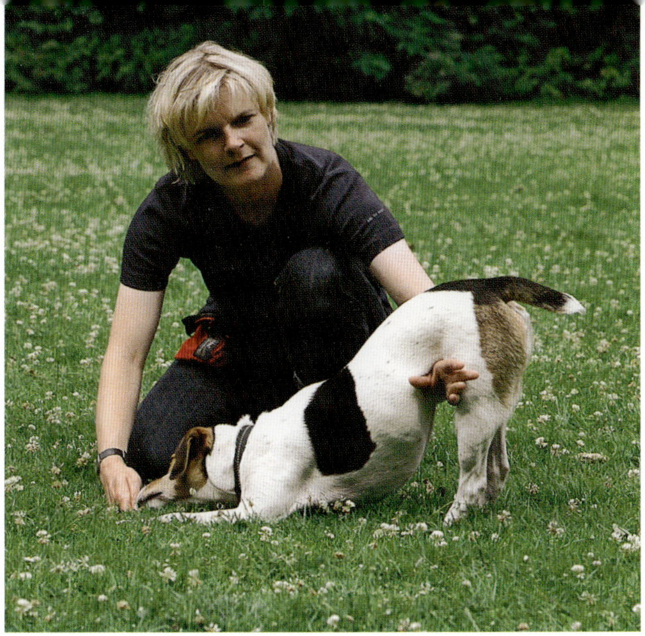

Die elegante Verbeugung gehört später zum Abschluss einer Dogdancing-Vorführung.

für kurze Zeit gut genug konzentrieren, und wenn Sie Ihren Hund überfordern, verliert er rasch die Lust am gemeinsamen Tanzvergnügen!

Sobald Sie mehrere Übungen beherrschen, können Sie sich eine passende Musik aussuchen und eine kleine **Choreographie** ausarbeiten, in der Sie die Kunststückchen miteinander verbinden und passend zur Musik vorführen. Wichtig ist dabei der harmonische Gesamteindruck, und vor allem soll man Ihrem Hund und Ihnen ansehen, dass Sie beide Spaß haben an diesem besonderen Tanztraining! Probieren Sie es aus – wenn Sie Ihre erste kleine Vorführung im Freundeskreis geben, werden alle begeistert sein! Und so mancher Hund hat sich rasch an den Applaus gewöhnt.

Tipp: Dogdancing können Sie mit jedem Hund trainieren, egal ob groß oder klein. Durch das sehr körpernahe Training bildet sich eine tolle Vertrauensbasis zwischen Ihrem Hund und Ihnen aus.

Andere Hundesportarten

Es gibt noch einige andere Hundesportarten, die sich besonders für bestimmte Hunderassen oder Hundecharaktere eignen. Die wichtigsten will ich hier nennen – wer weiß, vielleicht ist der absolute Wohlfühl-Sport für Sie und Ihren Hund dabei!

Flyball

Ein Riesenspaß für alle ballbegeisterten, apportier- und sprungfreudigen Hunde: Sie müssen über 4 Hürden springen auf dem Weg zur **Flyball-Maschine**, dort mit der Pfote die Taste auslösen, die den Ball herausschleudert, den Ball fangen und mit ihm im Maul über die 4 Hürden wieder an den Startpunkt zurückkehren. Ein Team umfasst immer 4 Hunde, die wie beim Staffellauf nacheinander drankommen. Fragen Sie bei den Hundesportvereinen in Ihrer Umgebung nach, wer Flyball anbietet.

Hütewettbewerbe (Trials)

Damit können Sie Ihren Hütehund total glücklich machen: In einem Hütewettbewerb muss er Schafe durch ein Tor treiben, einzelne Tiere aussondern oder die Herde in den Pferch bringen. Es gibt **spezielle Kurse**, in denen Ihr Border Collie oder Australian Shepherd die Arbeit an den Schafen erlernen kann. Manche Anbieter verbinden das mit einer Urlaubswoche in der Toskana für Hund und Besitzer – ein tolles Erlebnis für beide! Aber Vorsicht: Wenn er so richtig Gefallen daran findet, wünscht sich Ihr Hund zu Weihnachten eine eigene kleine Schafherde! Informationen gibt es über den Deutschen Verband der Gebrauchshundesportvereine und über die Rassenverbände (siehe Seite 109).

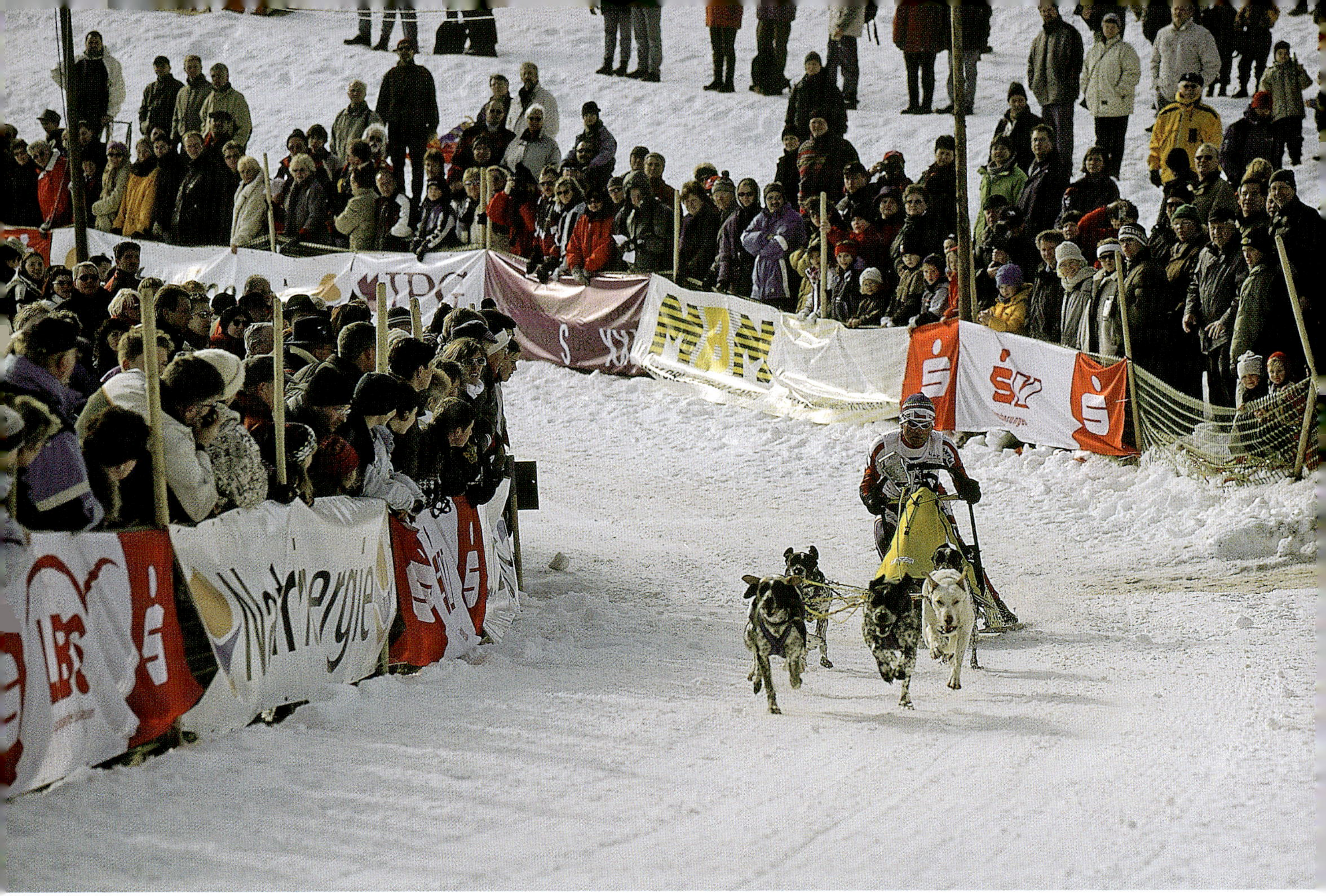

Für Schlittenhunde die Erfüllung: voller Einsatz beim Schlittenhunderennen (hier in Todtmoos im Schwarzwald).

Schlittenhunderennen

Wenn Sie einen oder vielleicht sogar mehrere nordische Hunde wie Huskies oder Malamutes haben, können Sie sich als „Musher" betätigen (so nennt man die Schlittenhundeführer). Auch dafür werden **Kurse** angeboten, in denen Sie erst einmal testen können, ob Sie und Ihr Vierbeiner Spaß am Schlittenhundesport haben, bevor Sie sich einen eigenen Schlitten zulegen. Infos gibt es beim Deutschen Schlittenhundesport-Verband (siehe Seite 109).

Die Stimmung bei einem Schlittenhunderennen ist ein faszinierendes Erlebnis: Viele Hunde sind vor dem Start so aufgeregt, dass sie von einem Helfer unter Aufbietung aller Kräfte zurückgehalten werden müssen bis zum Startschuss. Dann rasen sie jaulend und kläffend los. Inzwischen werden bei den Profi-Rennen viele Mischlinge an den Start geschickt mit Greyhound-Anteil oder anderen eingekreuzten „schnellen" Rassen – die reinrassigen Huskies gehören eher zu den etwas langsameren Gespannen, allerdings sind sie dafür enorm ausdauernd.

Windhundrennen

Wenn Sie einen Windhund haben, sollten Sie sich unbedingt mal ein **Windhundrennen auf der Bahn** oder im Gelände (dann nennt man es **Coursing**) anschauen. Windhunde lieben die Jagd nach dem „falschen Hasen", der über die Bahn geschleppt wird! Und wenn Ihnen dieser Sport ebenfalls gefällt, gilt wie immer: einfach mal ausprobieren! Das macht allerdings nur Sinn, wenn es in Ihrer näheren Umgebung eine Windhundrennbahn gibt, denn wenn Ihr Vierbeiner seine Begeisterung für den „falschen Hasen" in sich entdeckt hat, wird er dieses Erlebnis wiederholen wollen – und noch mal – und noch mal ... Informationen gibt es beim Deutschen Windhundzucht- und Rennverband (siehe Seite 109).

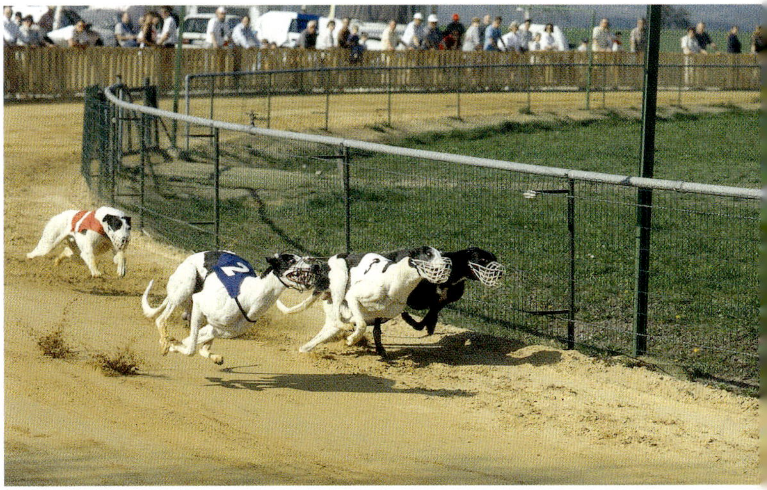

Windhunde in der Bahn – mit vollem Tempo immer hinter dem „falschen Hasen" her.

Jagdhundausbildung

Die Jagdhundausbildung ist eine sehr **anspruchsvolle Ausbildung**, die eigentlich nur dann Sinn macht, wenn Sie einen Jagdschein besitzen und Ihren Hund zur Jagd mitnehmen wollen. Informationen gibt es bei den Rasseverbänden und beim Jagdhundeverband (siehe Seite 109).

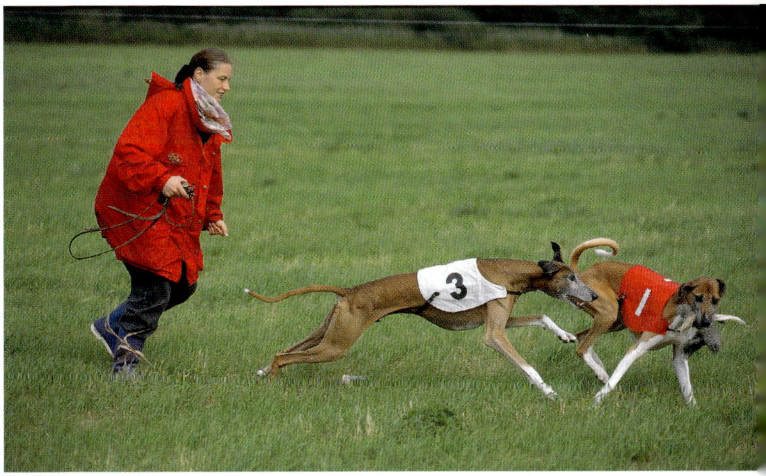

Beim Coursing im freien Feld gibt es schon mal Streit um die Beute – das geht aber meist ohne Blessuren ab.

Rettungshundeausbildung

Die Ausbildung zum Rettungshund ist ebenfalls sehr anspruchsvoll und zeitintensiv. Sie sollten sich darüber im Klaren sein, dass der Einsatz von Rettungshunden später **viel Zeit** und viel **soziales Engagement** erfordert und auch große psychische Belastungen für Sie und Ihren Hund bedeuten kann: Nicht immer werden Erdbebenopfer oder verschwundene Personen lebend wiedergefunden. Falls Sie sich für diese Ausbildung interessieren, gibt es Informationen beim Bundesverband Rettungshunde e.V. (siehe Seite 109).

13 Schlusswort und Dank

Dieses Buch will Ihnen zeigen, dass Sie mit einem Quäntchen Beobachtungsgabe und einem Hauch Einfühlungsvermögen ganz leicht herausfinden können, welches die Glücksfaktoren im Leben Ihres Hundes sind. Ich habe durch die Hunde, die mich fast mein ganzes Leben lang begleitet haben, vieles gelernt: **Geduld** – wenn mein erster Hund einem Hasen nachjagte, konnte sich das schon mal etwas in die Länge ziehen.
Konsequenz – wenn mein zweiter Hund einmal ausnahmsweise auf dem kuscheligen 70er-Jahre-Rattan-Sessel schlafen durfte, war ihm das leider nie wieder abzugewöhnen.
Einfühlungsvermögen – wenn mein schwarzer Rüde mit herzerweichendem Jaulen vor dem Fenster saß, war leicht zu erraten, was da draußen war: eine läufige Hündin!
Vertrauen – als mein kleiner Welpe während eines langen Marokko-Aufenthaltes plötzlich abends mit ganz glücklichem, aufgeregtem Gesicht hinter einer Meute gefährlich aussehender Straßenhunde herrannte, hatte ich das feste Vertrauen, dass er in ein paar Stunden wohlbehalten wiederkommen würde – und so war es auch.

Aber vor allem habe ich gelernt, dass das Zusammenleben mit einem Hund nur dann richtig Spaß macht, wenn der Hund glücklich ist und sich wohl fühlt. Dann ist er entspannt, fröhlich und der beste Kumpel der Welt. Dann entsteht das Vertrauen, das so ein Team die schwierige Begleithundprüfung meistern lässt, obwohl beim Üben das Liegenbleiben nie so richtig klappen wollte. Dann stellt man sich gerne auf die kleinen liebenswerten Eigenheiten ein – ob es das Schlafen auf meinen Füßen ist, das ich im Sommer ja so gar nicht brauche und im Winter liebe, oder ob es das abendliche Ritual des Betthupferls ist, das mit viel Brimborium pünktlich um 22.00 Uhr eingefordert wird.

Dieses Buch wäre nicht zustande gekommen, wenn es in meinem Leben die Hunde Wolf, Trixi, Dunja, Dingo, Bimbo und Dusty nicht gegeben hätte. Ihnen danke ich für alles, was sie mir beigebracht haben – ich glaube, sie waren bei mir oft erfolgreicher in ihrem Menschentraining als ich bei ihnen mit meinem Hundetraining! Dieses Buch wäre aber auch

Dusty hat ihren Lieblingssport entdeckt: Skateboardfahren!

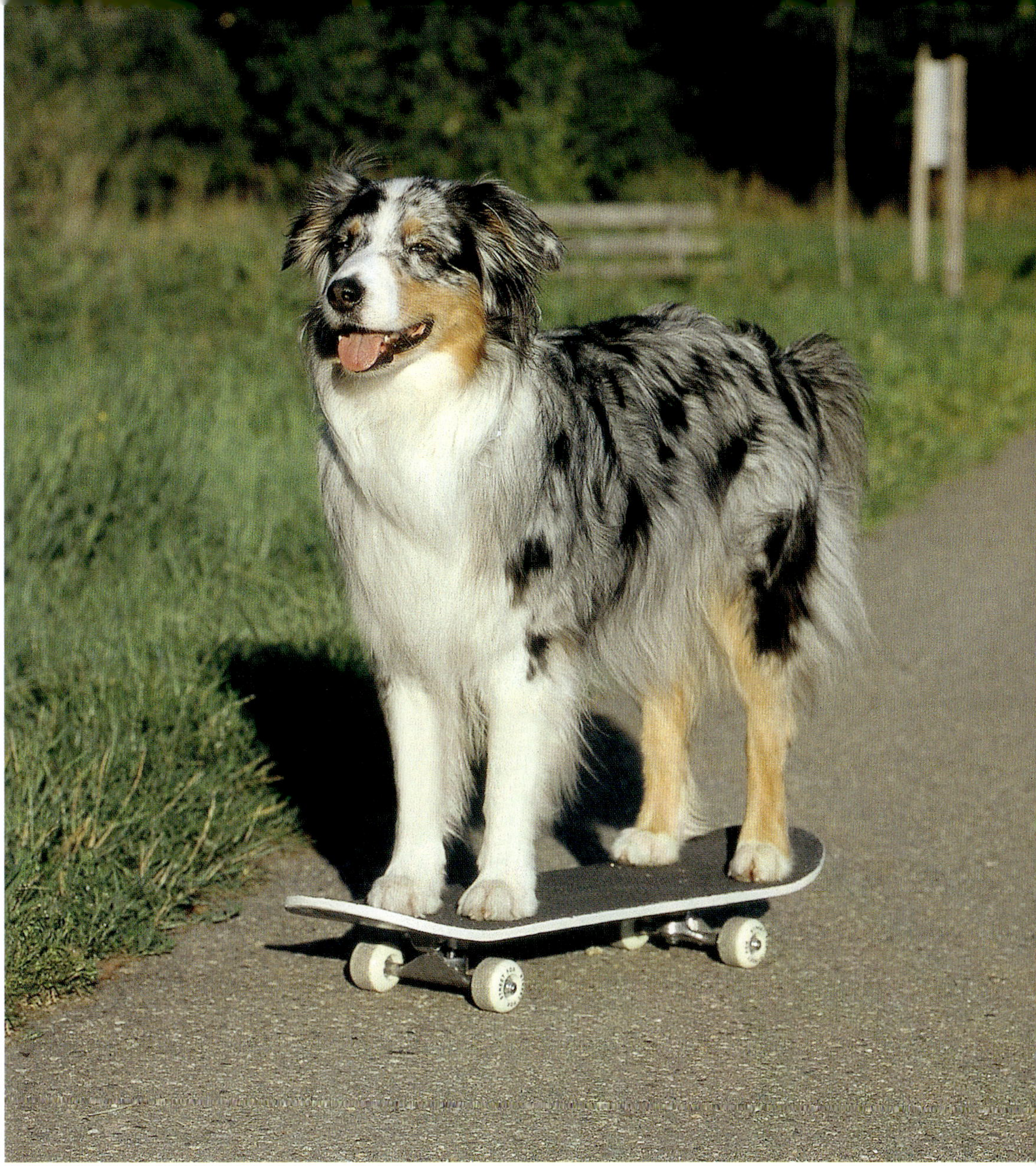

nicht zustande gekommen, wenn ich nicht das Glück gehabt hätte, die Buchautorinnen Celina del Amo und Frauke Ohl zu kennen. Beide Hunde-Expertinnen haben mich großzügig an ihrem Wissen teilhaben lassen – herzlichen Dank dafür!

Ich wünsche Ihnen genauso viele fröhliche Momente mit Ihrem glücklichen Vierbeiner wie ich sie täglich genieße,

Nadja Kneissler

Serviceteil

Verwendete Literatur

Bloch, Günther: Der Wolf im Hundepelz.
208 S., Franckh-Kosmos-Verlag, Stuttgart, 2004.

Coppinger, Ray & Lorna: Hunde: Neue Erkenntnisse über Herkunft, Verhalten und Evolution der Kaniden.
372 S., Animal learn Verlag, Bernau 2002.

Del Amo, Celina: Hundeschule Step-by-Step.
128 S., Verlag Eugen Ulmer, Stuttgart 2003.

Donaldson, Jean: Hunde sind anders.
296 S., Franckh-Kosmos-Verlag, Stuttgart, 2000.

Ernst, Erich: Hundekrankheiten – vorbeugen, erkennen, behandeln.
216 S., Verlag Eugen Ulmer, Stuttgart, 2000.

Haase, Kerstin & Oleby, Jörn: Canine Massage & Streching.
96 S., Clarkson Publishing, Sollentuna, Sweden 2005.

Laukner, Anna: Hunde füttern – einfach, lecker, gesund.
64 S., Verlag Eugen Ulmer, Stuttgart, 2006.

Ludwig, Gerd: Das große GU Praxishandbuch Hunde.
288 S., Gräfe und Unzer Verlag München.

Nassek, Manuela: Heelwork to Music.
112 S., Cadmos Verlag, Lüneburg, 2001.

Ohl, Frauke: Körpersprache des Hundes: Ausdrucksverhalten erkennen und verstehen.
112 S., Verlag Eugen Ulmer, Stuttgart, 2. Auflage 2006.

Rugaas, Turid: Calming Signals – Die Beschwichtigungssignale der Hunde.
Animal learn Verlag, Bernau, 7. Auflage 2001.

Zum Weiterlesen

Del Amo, Celina: Spielschule für Hunde.
192 S., Verlag Eugen Ulmer, Stuttgart, 4. Auflage 2005.

Del Amo, Celina: Spaßschule für Hunde.
128 S., Verlag Eugen Ulmer, Stuttgart, 2004.

Del Amo, Celina: Welpenschule.
96 S., Verlag Eugen Ulmer, 2. Auflage 2006.

Del Amo, Celina: Trainingskarten für Welpen.
64 Karten, Verlag Eugen Ulmer, Stuttgart 2006.

Del Amo, Celina: Probleme mit dem Hund verstehen und vermeiden.
Verlag Eugen Ulmer, Stuttgart 2003.

Del Amo, Celina / Jones-Baade, Renate / Mahnke, Karina: Der Hundeführerschein.
Verlag Eugen Ulmer, 3. Auflage 2006.

Feddersen-Petersen, Dorit: Hunde und ihre Menschen.
Franckh-Kosmos-Verlag, Stuttgart, 2. Auflage 2001.

Schaal, Monika / Thumm, Ursula: Abwechslung im Hundetraining.
109 S., Verlag Eugen Ulmer, Stuttgart 1999.

Sinner, Monika: Clickertraining mit dem Hund.
64 S., Verlag Eugen Ulmer, Stuttgart 2006.

Sinner, Monika: Clickern bis zur Prüfungsreife.
64 S., Verlag Eugen Ulmer, Stuttgart 2006.

Zeitschriften

Partner Hund. Gong Verlag, München.

Der Hund. Deutscher Bauernverlag GmbH, Berlin.

Dogs. Gruner & Jahr Verlag, Hamburg.

Nützliche Adressen

Verband für das Deutsche Hundewesen (VDH)
Postfach 10 41 54, D-44041 Dortmund
www.vdh.de

Österreichischer Kynologenverband (ÖKV)
Johann-Teufel-Gasse 8, A-1230 Wien
www.oekv.at

Schweizerische Kynologische Gesellschaft (SKG/SCS)
Postfach 82 76, CH-3001 Bern
www.hundeweb.org

Federation Cynologique Internationale (FCI)
13 Place Albert 1er, B-6530 Thuin, Belgien
www.fci.be

Deutscher Verband der Gebrauchshundesportvereine (DVG)
Gustav-Sybrecht-Str. 42, D-44536 Lünen
www.dvg-hundesport.de

Deutscher Windhundzucht- und Rennverband (DWZRV)
Grüne Straße 7, D-31185 Söhlde
www.sdwzrv.com

Deutscher Schlittenhundesport-Verband (DSSV)
Postfach 31, D-86557 Hohenwart
www.dssv.org

Jagdgebrauchshundeverband e.V.
Geschäftsführung, Neue Siedlung 6, D-15938 Drahnsdorf
www.jghv.de

Bundesverband Rettungshunde e.V. (BRH)
Dr. Helmut Haller, Karpfenweg 5, D-63110 Rodgau
www.brh.info

Bei den beiden folgenden Adressen können Sie die Chip- oder Tätowier-Nummer ihres Hundes registrieren lassen und eine Suchmeldung herausgeben, falls er verloren gehen sollte:

Haustier-Zentralregister für Deutschland e.V. (TASSO)
Frankfurter Str. 20, D-65795 Hattersheim
Tel. 06190-93 73 300
tasso@tiernotruf.org

Deutsches Haustierregister
Baumschulallee 15, D-53115 Bonn
www.deutsches-haustierregister.org

Internet-Adressen
www.agility.de (Vereinsadressen, Infos zu Agility)
www.obedience.de (Adressen, Infos, Turniertermine)
www.hunde.de (Infos, Zubehör, Züchter-Plattform)
www.welpen-welt.de (Infos zur Welpenaufzucht)
www.hundezeitung.de (Online-Hundezeitung)
www.ferien-mit-hund.de (Adressen von Hotels, in denen Hunde willkommen sind)
www.wandernmithund.de (Infos zur Hundetauglichkeit von Wanderstrecken)
www.hiking-dog.de (Infos zum Wandern mit Hund, Tourentipps)
www.hundewandern.de (Angebote für geführte Touren)

Stichwortverzeichnis

The Making of

Titelfoto: Image Point / Beate Zoellner
Foto Seite 3: Regina Kuhn, Stuttgart.
Alle anderen Fotos wurden von Dieter Kothe, Stuttgart, fotografiert. Er dankt allen Hunden und ihren Besitzern und Besitzerinnen ganz herzlich für die Geduld bei den Foto-Sessions.
Die farbigen Illustrationen zeichnete Oliver Eger, Langerringen.

Haftung

Für Ihr Heimtier tragen Sie selbst die Verantwortung. Die in diesem Buch enthaltenen Empfehlungen und Angaben sind von der Autorin mit großer Sorgfalt zusammengestellt und geprüft worden. Eine Garantie für die Richtigkeit der Angaben kann aber nicht gegeben werden. Autorin und Verlag übernehmen keinerlei Haftung für Schäden und Unfälle.

Impressum

Bibliografische Information der Deutschen Nationalbibliothek
Die Deutsche Nationalbibliothek verzeichnet diese Publikation in der Deutschen Nationalbibliografie; detaillierte bibliografische Daten sind im Internet über http://dnb.d-nb.de abrufbar.

Wollgrasweg 41, 70599 Stuttgart (Hohenheim)
E-Mail: info@ulmer.de
Internet: www.ulmer.de
Lektorat: Silke Behling, Antje Springorum
Herstellung: Martina Gronau
Umschlagentwurf: Atelier Reichert, Stuttgart
Innenlayout und Satz: Atelier Reichert, Stuttgart
Druck und Bindung: Printer, Trento
Printed in Italy

ISBN 978-3-8001-5390-9

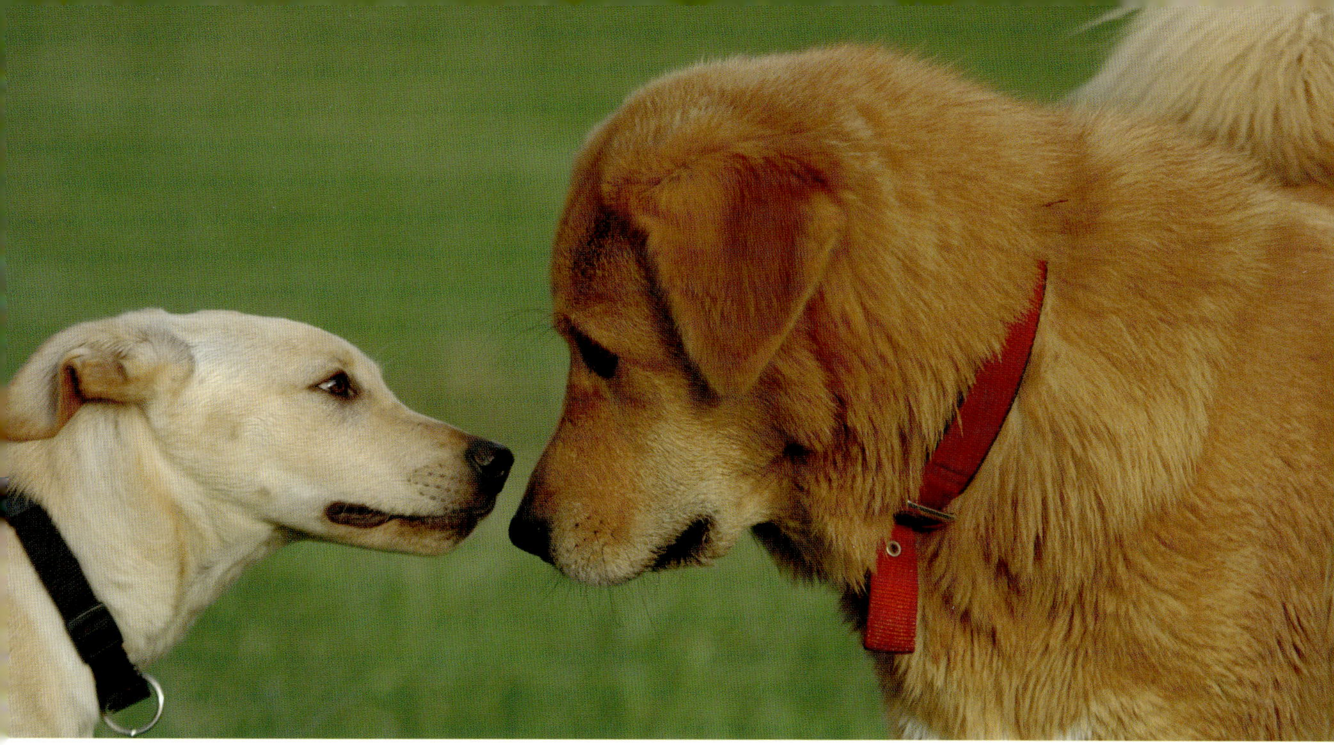

Hunde leichter verstehen

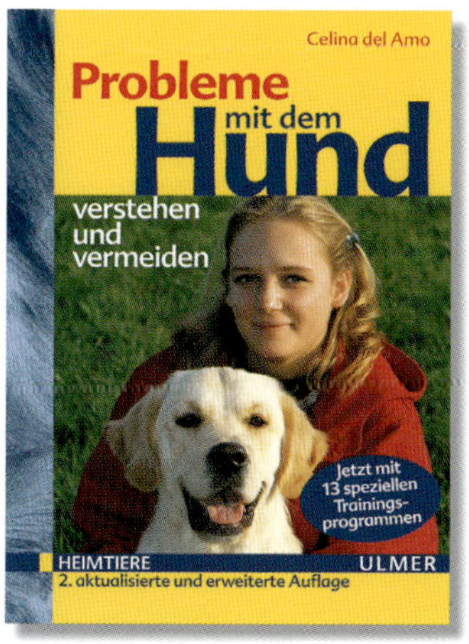

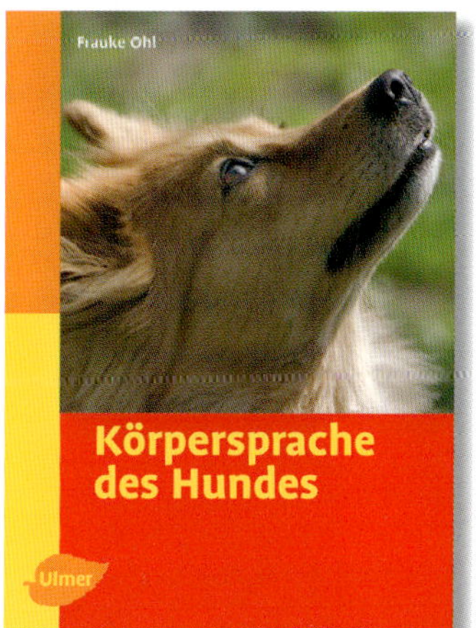

Probleme mit dem Hund.

Mit 13 Trainingsprogrammen. C. del Amo. 3., überarbeitete Aufl. 2007. 192 Seiten, 11 Strichzeichn., 56 Farbabb., geb. ISBN 978-3-8001-5388-6.

Körpersprache des Hundes.

F. Ohl. 2., erweiterte Aufl. 2006. 104 S., 65 Farbf., 22 Zeichn., geb. ISBN 978-3-8001-4926-1.

Ganz nah dran. Ulmer

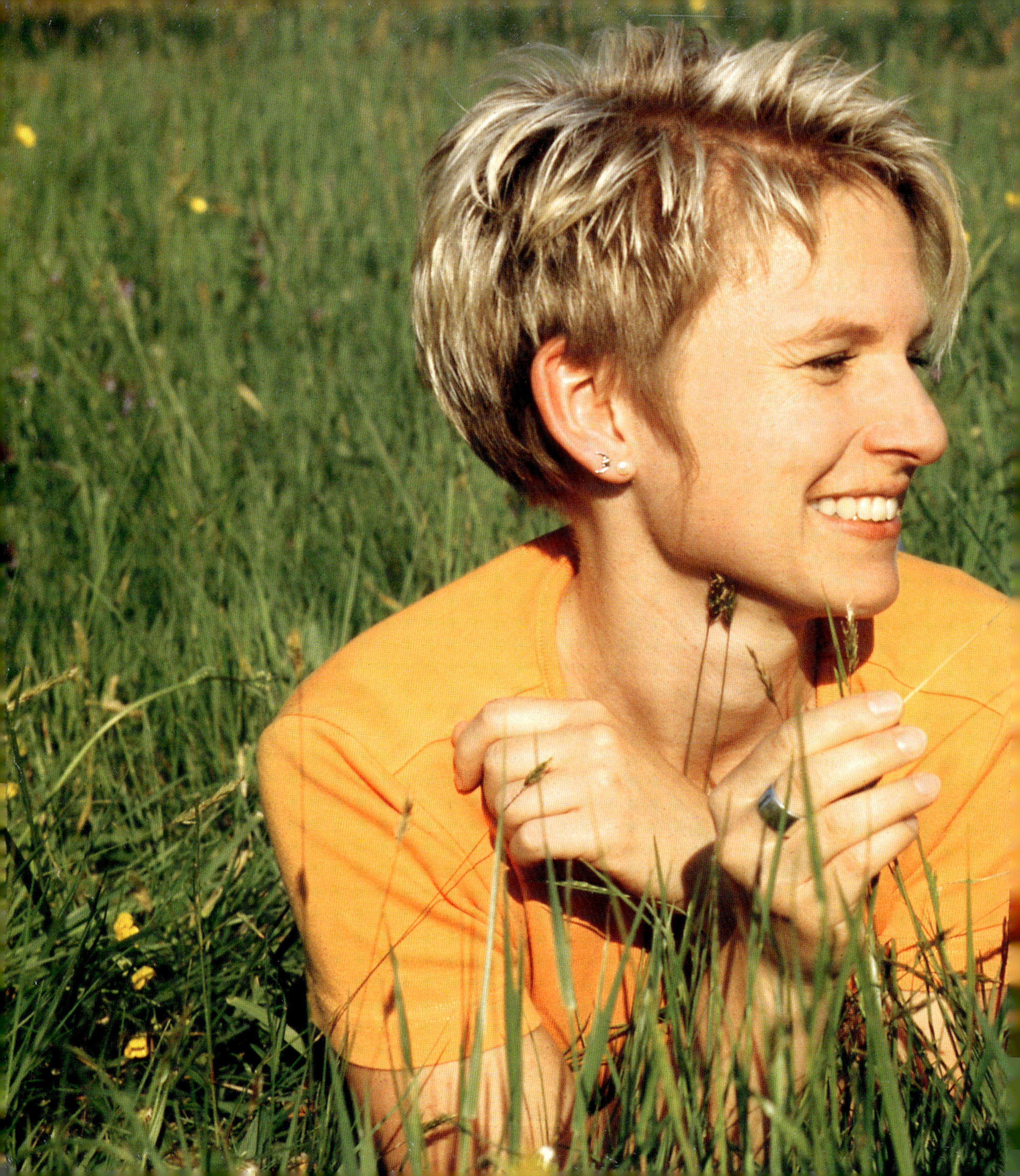